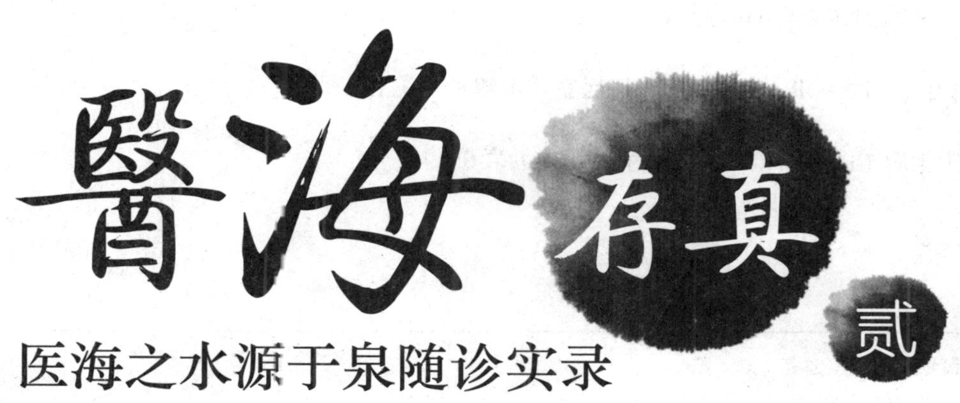

医海之水源于泉随诊实录

许太海　著

中国科学技术出版社
·北　京·

图书在版编目（CIP）数据

医海存真. 贰，医海之水源于泉随诊实录 / 许太海著. — 北京：中国科学技术出版社，2019.4

ISBN 978-7-5046-8243-7

Ⅰ. ①医… Ⅱ. ①许… Ⅲ. ①医案—汇编 Ⅳ. ① R2

中国版本图书馆 CIP 数据核字（2019）第 052941 号

策划编辑　焦健姿　刘　阳
责任编辑　焦健姿
装帧设计　长天印艺
责任校对　龚利霞
责任印制　李晓霖

出　　版　中国科学技术出版社
发　　行　中国科学技术出版社发行部
地　　址　北京市海淀区中关村南大街 16 号
邮　　编　100081
发行电话　010-62173865
传　　真　010-62173081
网　　址　http://www.cspbooks.com.cn

开　　本　710mm × 1000mm　1/16
字　　数　219 千字
印　　张　13
版　　次　2019 年 4 月第 1 版
版　　次　2019 年 4 月第 1 次印刷
印　　刷　北京威远印刷有限公司
书　　号　ISBN 978-7-5046-8243-7 / R · 2377
定　　价　29.50 元

内容提要

鲁南民间中医许太海，临床经验丰富，其个人临床病案较多，部分病案已在《医海存真》收录，余案现今整理成册，编撰为《医海存真·贰》。全书共分内科、外科、妇科、儿科、五官科，涵盖伤寒病、温热病、杂病等。本书涉猎疾病种类众多，病程要点详尽明了，证候剖析精细准确，治则处方有理有据，辨证观点切合实际，病因病机体会深刻，尤其对西药引起的过敏性休克、药物不良反应等问题有独到见解。本书对充实中医临床经验、提高中医医技有较好的借鉴作用，可供广大中医工作者及中医爱好者参考阅读。

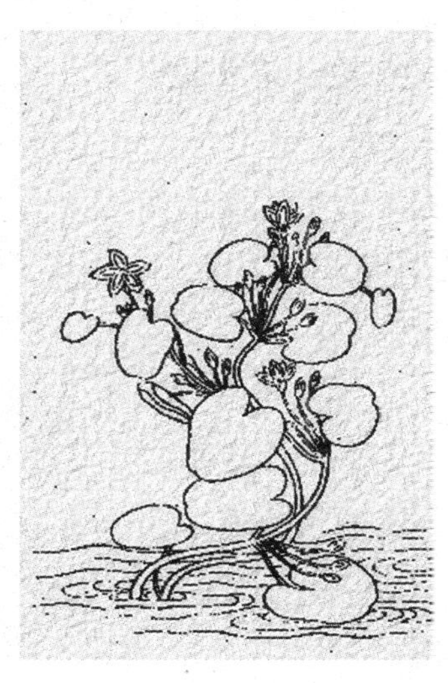
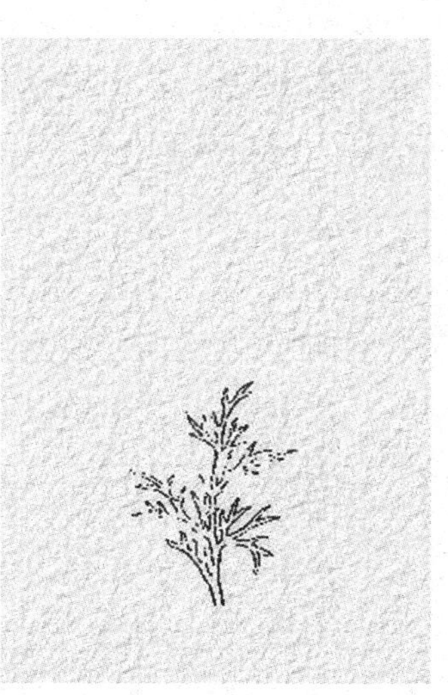
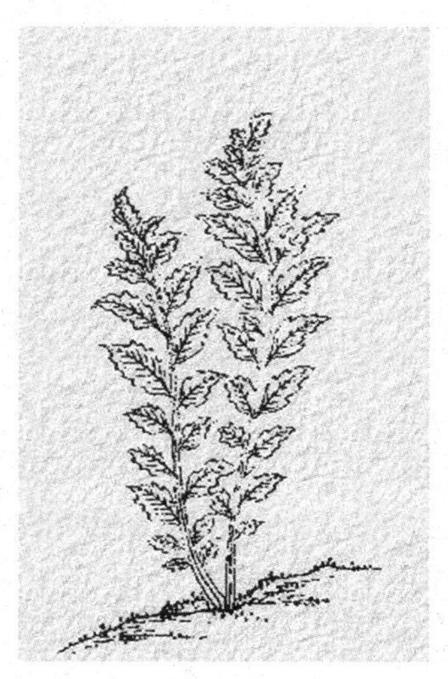

序 一

余笔名医海之水源于泉，现居山东枣庄，学生时期开始自学中医，工作后，广泛求教于民间中医，不耻下问于乡间贤君，经常进山辨认草药，了解它们的生长习性，品尝它们的性味，适时采收、炮制、施用。曾收集民间单方、验方数十本，应验者不计其数。

自 1985 年开始正式行医，临床 30 余年，诊治患者数十万人次，积累了大量的临床验案。对针灸推拿、内科、外科、妇科、儿科、五官科、伤科等都有一些独特的治疗方法。根据临床实践经验总结出 6 点认识。

其一，分科，将复杂的疾病按科分类，找出各科疾病的特殊规律。

其二，辨病，将临床收集的各种症状与体征，整合分析，鉴别，归类，给予明确的诊断。

其三，求因，不耐其烦地询问，对疾病发生的原因、诱发因素、诊疗过程，详细记录，剖析疾病发生的根本原因。

其四，探索病机，根据不同科别，不同疾病，力所能及地找到疾病发生、发展、变化的机制，有利于针对性诊疗。

其五，选方用药，针对病因病机，有目的地选方、组方、用药，不拘于形式。

其六，善于守方，自认为一把火烧不开一锅水，坚持就是胜利，不轻易因细小枝节变化而易方，因此一方到底的治疗方法比较常见。

本书共收集90多种病种、240多个案例，均为笔者亲自治疗，力取各家之长，并不墨守成规，经过回访有效者加以收录，案后附有个人的心得体会，期待与读者共同探索交流。

由于自身水平有限，对中国医学宝库的渊博理论理解不深，书中可能存在粗糙之处，请读者批评指正。另外，由于疾病在不断的发展变化，短期疗效、近期疗效、远期疗效、间接疗效等未知的部分较多，常常因时、因地、因人而异，切忌照搬照抄，以免出现误差，贻误病情。

许太海

医甲医本医心包，心芯相迎悉无扰。

腕后一三两筋间，厥处逢生开通道。

序二

余父（亦师）许太海，鲁南民间中医。行医数十年，擅长内科、外科、儿科疾病的诊治，亲自诊治慢性疾病较多，积累了丰富的临床经验。数十年如一日，全心全意地为患者服务，深受当地群众喜爱。自从《医海存真》出版以来，看到许多读者精彩点评，心情无比激动。为了更好地回馈读者，余父废寝忘食地整理病案，将未能载入的部分病案汇编成册，供同志们参考。

余父酷爱中医学，博览医籍，广收验方，经常进山采药，不辞劳苦，亲尝药性，亲手炮制，善借西医之长，弥补中医之短，故而疗效卓著。

余父自喻药鼠，内服药物均亲自尝验，自认为中医学起源于中草药，药才是治疗疾病的根本，纵有千方万剂，但是药理规律恒定少变，多种方剂的最小单位就是药理的高效组合。

余父认为，多数疾病的发生都有一定的病因病理，而病因病理都是生理上的平衡失调所致，应利用人体生理病理阐述病因引发疾病的过程，也就是说病因千万种，引发疾病的病机规律恒定少变。

余父认为，掌握人体的生理、病理、药理十分关键，无论何种疾病，何处患病，病情多么错综复杂，运用这一恒定少变规律，临床上均可运用自如，方寸不乱。

用药如用兵，对于偏性药物，常常把剂量分成不同梯队，一般分为最小治疗量，一般治疗量，最大治疗量，中毒量，致死量。

组方上，善于运用组方原理，不限于主治何病、何证，灵活运用。

余父常言，要把有限的生命，投入到无限的为广大人民群众服务当中去，毫无保留地把几十年的临床经验，贡献给伟大的中医学事业。本书数易其稿，终将《医海存真·贰》得以付印，完成了父亲的美好愿望。

许 倩 许 慎
许 悦 杨 帆

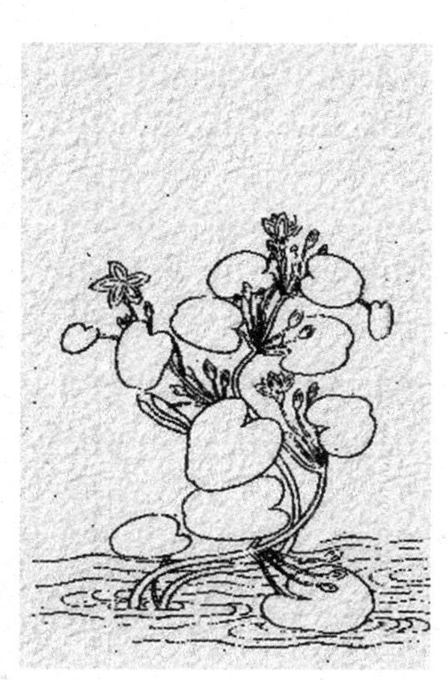

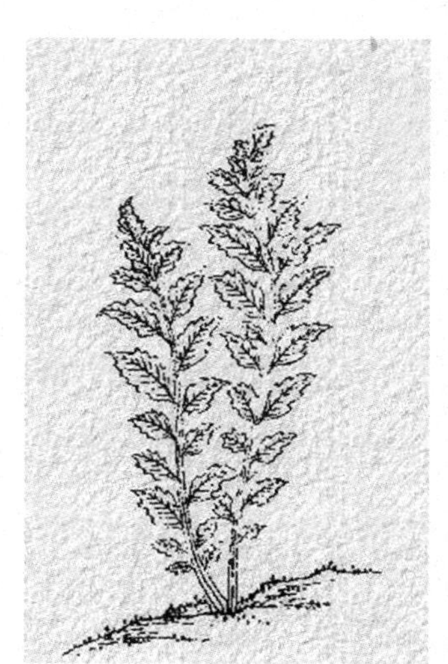

目 录

医海存真·贰

医海之水源于泉随诊实录

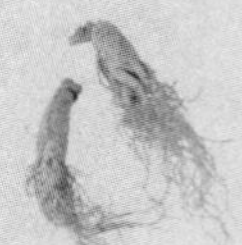

内 科 篇

本篇主要记述常见内科疾病的病因、病机及证治观点，多属于伤寒病、温热病及杂病范畴。涉及的辨证方法较多，如六经辨证、三焦辨证、卫气营血辨证、脏腑辨证、经络辨证，但以脏腑辨证为重中之重，且容易掌握。该篇记录内科疾病三十余种，每种疾病都有各自鲜明的特点，一目了然。对发病及诊疗过程记录详尽、充实、可靠，对疾病特征检查真实细致，有些疾病同时还借用了西医检查数据，力求经得起验证。处方多以中医方剂学的方剂为框架，未倚重过于偏性的药物，贵在和平。其中对过敏性休克的预防、治疗具有创新意义，也充分体现了中国医学是一个伟大宝库。每案如能闭目静思，必有所得。

外 科 篇

外科疾病是中医的重要分科，涉猎范围较广，本篇记录了疮疡、皮肤病、乳房疾病、肛门疾病、前阴疾病、烧伤、冻疮等内容。外科疾病虽然诊疗难度较大，但是许多疾病都有一定的规律可循。内科基础十分重要，

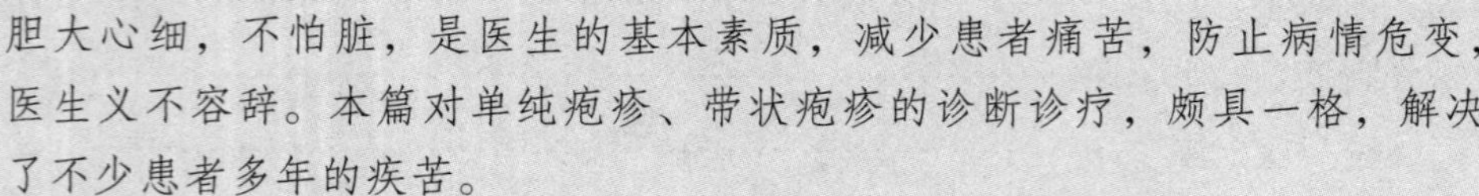
胆大心细，不怕脏，是医生的基本素质，减少患者痛苦，防止病情危变，医生义不容辞。本篇对单纯疱疹、带状疱疹的诊断诊疗，颇具一格，解决了不少患者多年的疾苦。

妇 科 篇

本篇记录了一些女性特有的疾病的诊疗，如月经病、产后病、不孕症等，是《医海存真》的补充病案。由于女性的解剖及生理具有特殊性，因此病种不同，治法各异。女性同胞肩负延续后代的主要责任，保障她们的身体健康，防治妇科疾病发生，减少遗传疾病，对优生优育尤为重要。本篇对不孕症的治疗，让患者自测基础体温，可明显提高诊断的准确性，对提高治愈率有很好的借鉴作用。

儿 科 篇

小儿的生理特点是脏腑娇嫩，形气未充，生机勃勃。病理上发病容易，变化迅速，易虚易实，易寒易热。但小儿属纯阳，活力充沛，易趋康复。病因多以外感病较多，饮食次之。本篇对小儿麻痹后遗症，小儿痿证，梦游，息鼾，龂齿等一些顽疾都有独特的诊疗方法，独具匠技，有益临床。

五官科篇

本篇记录了包括眼、耳、喉、面等疾病，它们都与相应的脏腑有密切的联系，如肾开窍于耳，肝开窍于目，肺气通于咽喉等，即五脏疾病通过经络发生于上的临床表现。本篇虽然病种复杂，但是按照脏腑经络辨证规律，调和脏腑经络阴阳平衡之法治疗，合以某些特定药物，皆能水到渠成。尤其对面风一病的诊疗，在辨证论治的基础上，巧借西医病理学知识，具有一定的借鉴意义。

内 科 篇

本篇主要记述常见内科疾病的病因、病机及证治观点，多属于伤寒病、温热病及杂病范畴。涉及的辨证方法较多，如六经辨证、三焦辨证、卫气营血辨证、脏腑辨证、经络辨证，但以脏腑辨证为重中之重，且容易掌握。该篇记录内科疾病三十余种，每种疾病都有各自鲜明的特点，一目了然。对发病及诊疗过程记录详尽、充实、可靠，对疾病特征检查真实细致，有些疾病同时还借用了西医检查数据，力求经得起验证。处方多以中医方剂学的方剂为框架，未倚重过于偏性的药物，贵在和平。其中对过敏性休克的预防、治疗具有创新意义，也充分体现了中国医学是一个伟大宝库。每案如能闭目静思，必有所得。

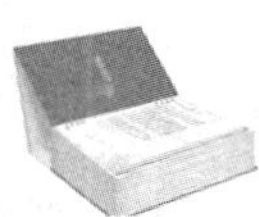

过敏性休克（附病案5则）

病案1 李某，男，61岁。2003年1月27日来诊。

病史：患者2h前头部意外受伤，某院检查后未发现明显骨折，建议静脉滴注青霉素预防治疗。青霉素皮内试验20min，未出现阳性反应。给予0.9%氯化钠加青霉素静脉滴注。大约5min，患者突然右手上举，头身迅速歪向右侧，面色青灰，口唇、指端发绀，口吐白沫，大汗淋漓，无抽搐，颈软，全身湿冷。意识丧失，脉微欲绝。

诊断：过敏性休克（厥脱）。

治法：①立即停止输液，保留静脉通道。②立即实施甲开通道术。③将患者放于平卧位，解开领扣。④嘱助手备好急救药。

疗效：未过 2min，患者症状缓解，意识逐渐恢复。

体会：该患者否认有癫痫病史，早年用过青霉素，对青霉素不过敏。静脉滴注过程中突然憋得说不出话来，意识突然丧失，右手上举是本能的自我反应。脉微欲绝，表示心血管内的血液对动脉管壁的侧压力极低，也就是说血压极低。全身湿冷表示体温极低。呼吸道关闭，表示呼吸极度抑制。该病例在抢救过程中未使用任何药物。

病案 2 陈某，男，66 岁，2007 年 8 月 20 日来诊。

病史：患者患牙髓炎，疼痛难忍，无头孢类抗生素过敏史，1 周内未饮酒。给予头孢曲松钠 1.5g、0.9% 氯化钠 100ml 缓慢静脉滴注。大约 40min，药液所剩无几时，患者突然出现瘙痒，急呼难受，看不清。继之呼吸困难，语言难出，口唇发绀，意识障碍，脉象细数而弱。

诊断：过敏性休克（厥脱）。

治法：①立即关闭输液开关。②立即实施甲开通道术。

疗效：未及 2min，患者呼吸通畅，意识转清，瘙痒仍作，给予盐酸异丙嗪 25mg 口服，大约 10min，痒止。留有口唇、眼睑水肿未消，给予马兜铃 30g 煎水洗患处。

注：抢救过程中，仅使用盐酸异丙嗪口服，未使用其他药物。

体会：该患者使用头孢曲松钠，40min 才出现过敏反应，皮内试验可能无法出现阳性表现，临床必须引起重视。

病案 3 郑某，女，33 岁，2007 年 12 月 20 日来诊。

病史：患者有哮喘病史几十年。1 周前患带状疱疹，发热持续不退。因此给予 0.9% 氯化钠加阿昔洛韦针剂静脉滴注。未及 3min，患者直呼难受，呼吸困难，头痛头晕，腹部下坠，恐惧，面色青灰，口唇发绀。

诊断：过敏性休克前期。

治法：①立即关闭输液开关。②立即实施甲开通道术。

疗效：大约 1min，症状缓解，唯有呼吸不畅，给予定喘穴按压，效果仍然不著。给予地塞米松磷酸钠 2mg 肌内注射，数分钟后完全缓解。

体会：甲开通道术，对该患者呼吸抑制急性期有较好的疗效，对该例呼吸不畅效果欠佳，有必要使用糖皮质激素，远比使用肾上腺素、尼可刹米等安全系数高。

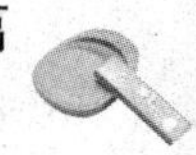

病案4 孟某，女，24岁，2005年2月12日来诊。

病史：患者患急性乳腺炎，伴发热身痛2d。给予鱼腥草20ml、5%葡萄糖注射液500ml静脉滴注。大约5min，患者突然出现痰液增多，唇麻，流眼泪，继之胸闷，呼吸困难，口唇发绀，视物不清。

诊断：过敏性休克前期。

治法：①立即关闭输液开关。②立即实施甲开通道术。

疗效：未及2min，症状缓解。

注：该患者在抢救治疗过程中，未使用任何药物。

病案5 陶某，女，7岁，2006年11月24日来诊。

病史：患儿患急性小儿肺炎，发热、咳嗽喘，给予5%葡萄糖注射液150ml、头孢哌酮钠1.5g；5%葡萄糖注射液150ml、维生素K_1 10mg静脉滴注。第1瓶液体滴闭无恙，换输第2瓶维生素K_1，大约3min，患者突然大呼憋死我了。

诊断：维生素K_1过敏；支气管痉挛。

治法：①立即关闭输液开关。②立即实施甲开通道术。

疗效：未及1min，症状迅速缓解。

注：该患者在抢救治疗过程中，未使用任何药物。

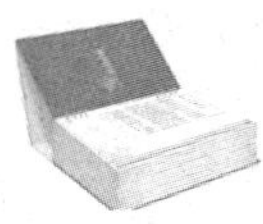

静脉滴注药物不良反应（附病案2则）

病案1 韩某，女，59岁，1992年7月11日来诊。

病史：患者素有关节炎病史，因急性发作就诊。给予10%葡萄糖注射液250ml、氢溴酸高乌甲素4mg静脉滴注。当输液进行到20min左右时，患者突然直呼难受，心悸，头上冒汗。面色无改变，口唇无发绀，意识清晰，呼吸顺畅。

诊断：药物不良反应。

治法：①立即关闭输液开关。②立即实施甲开通道术。

疗效：未及2min，症状缓解。

注：该患者在抢救治疗过程中，未使用任何药物。

病案 2 刘某，女，45 岁，2004 年 1 月 26 日来诊。

病史：患者因急性支气管炎发热咳嗽就诊，给予 0.9% 氯化钠注射液 250ml、头孢哌酮 1.5g、舒巴坦 1.5g 静脉滴注。大约 20min，患者突然直呼难受，看不清，头晕，心悸，面色苍白。

诊断：药物不良反应。

治法：①立即关闭输液开关。②立即实施甲开通道术。

疗效：大约 1min，症状迅速缓解。

注：该患者在抢救治疗过程中，未使用任何药物。

体会：在基层，作者临床最为常见的静脉滴注药物不良反应有胃肠道反应、心血管系统反应，以上病例虽然表现形式多样，但是治疗方法大部分相同，在抢救治疗过程中，作者对大多数案例未使用任何药物，少部分案例有对症药物治疗。

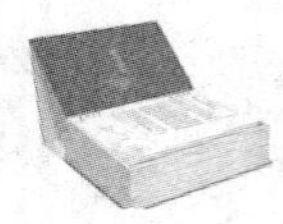

昏厥（附病案 2 则）

病案 1 陈某，女，12 岁，2003 年 10 月 3 日来诊。

病史：患者发热，咳嗽 1 周，服药效果不著，青霉素皮试阴性。给予 0.9% 氯化钠 250ml、青霉素 400 万 U 静脉滴注。当输液进行大约 20min 时，患者突然直呼头晕，面色苍白，但是无口唇发绀。

诊断：昏厥。

治法：①立即关闭输液开关。②立即实施甲开通道术。

疗效：未及 1min，患者突然意识丧失，两目上窜，四肢抽搐，口唇发绀。一手实施甲开通道术，另一手给予人中穴指掐，未及 2min，患者大汗出，继之苏醒，醒后仍有头晕，给予糖盐水口服，休息 20min，恢复正常。

病案 2 杨某，男，51 岁，2006 年 7 月 4 日来诊。

病史：患者下肢意外撞伤，血流较多，因目视良久而出现恐惧。突然面色苍白，意识丧失，两目上窜，身体后仰倒地抽搐，无尖叫，口未吐沫。

诊断：昏厥。

治法：①立即实施甲开通道术。②立即对人中穴指掐。

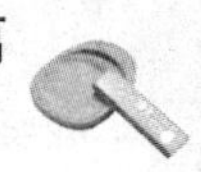

疗效：未及 2min，患者大汗淋漓，意识转清。

体会：昏厥不同于过敏性休克，主要由于患者体弱、精神紧张、疼痛等因素，导致气机逆乱，如晕针、晕血、晕水等。轻则仅有头晕，恶心，难受，出冷汗。重则面色苍白，四肢厥冷，突然晕倒，四肢抽搐，意识不清。轻则一般能够自我恢复，重则需要治疗。与过敏性休克有区别，用药应该谨慎。

附 1：过敏性休克

过敏性休克是最严重的过敏性疾病，其反应极其迅速，极其强烈，如果抢救不及时，约半数患者在 5min 内死亡。

根据相关文章报道，在 3 亿多人口的美国，每年有 500 ～ 1000 人因过敏性休克而死亡，全球 70 多亿人口，每日都有数十人因其丧失生命，令全球医生痛心疾首。

过敏性休克在发生前期，临床表现有轻有重，表现各异。如面色苍白，口唇、指甲发绀，流涎，流泪，痰液上泛，缩头缩脚，寒冷反应，发热反应，精神淡漠，烦躁不安，意识模糊，全身或局部瘙痒，皮肤潮红，荨麻疹，血管性水肿，唇舌麻木，拘急，腹痛欲大便，腹部下坠，肛门下坠，心悸，哮喘，窒息，呼吸困难，恶心，四肢冰冷，皮肤湿润，出虚汗，血压下降，脉搏细数而弱，甚至摸不到（脉微欲绝），严重时神志昏迷。另外，还有咳嗽、口腔异味等难以尽述。

如果在输液过程中出现上述反应及未尽述的任何一种异常反应，均应考虑为过敏性休克的前期，早预防、早发现、早确诊，对医生患者都非常重要。

其一，患者在就诊时，应主动告诉医生，以往对哪些药物、食物过敏。近期服药史，茶酒饮用史。以便医生开具处方时避开同类药物、有相互作用的药物，可以减少药物过敏及药物不良反应的发生。

其二，患者在注射药物前，一定要注意观察输液室内有无医护人员值班，如无则存在安全隐患，应提出要求，或拒绝注射。病房内，如果没有专职医护人员全程观察，输液存在安全隐患，应该提出要求，或拒绝输液。

其三，输液前、输液中，患者一定要摘下口罩、色镜、耳麦、义齿，卸妆。

尽量采取卧位或坐位。两手不要同时放在被内（有利于医护人员及陪护人员观察）。

其四，输液时，一定要有家人陪护，严密观察，寸步不离。如此可在输液发生异常时，及时报警呼救（因为患者突然间出现呼吸抑制，意识丧失，无法自己求救）。陪护人员不要不懂装懂，不要轻易答应医护人员代为观察的要求。

其五，医护人员需要注意的几点包括：①主动问清患者药物及食物过敏史、近期服药史、茶酒饮用史。可有效避开相关药物引起的过敏反应、不良反应，减少过敏反应及不良反应的发生。②严格执行操作规程。③输液期间，不能脱离岗位，确保患者在可视（最重要）、可听的范围内。重视患者的言行举止，面容表情细微变化。④一旦发生异常，应立即关闭输液开关，辨明病情，确定病因，做到早发现，早治疗，千万不要惜药。

附 2：甲开通道术

医者以一侧或两侧拇指指甲，对患者的一侧或两侧特定区域即"通道"（笔者命名为通道），纵向（非常重要）实施强力加压并强力拨动。达到调整气机，防治过敏性休克的一种治疗方法。该方法速效、简便、易于掌握，实用性强，可有效降低过敏性休克的死亡率。

注：通道位于腕后横纹上 1 ～ 3 寸，在掌长肌腱与桡侧腕屈肌腱之间，为一线段，故名通道。

西医学认为，过敏性休克是一种速发型过敏反应，外来物质作用于人体产生相应抗体，抗原抗体作用后致敏细胞释放出 5- 羟色胺、组胺、缓激肽等物质，导致微循环通道突然关闭，进而周围血管扩张，毛细血管床扩大，血容量相对不足，再加上血浆渗出，血压下降而发生休克。由于常常伴有喉头水肿，以及支气管痉挛，使胸内压力升高，因而回心血量减少，心输出量也减少，进一步加重休克的发生。

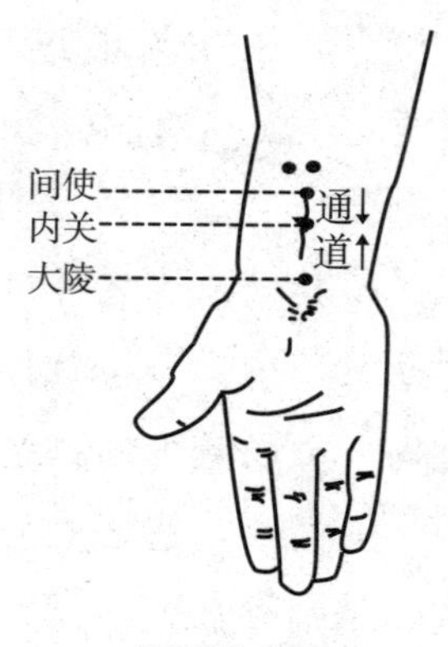

"通道"位置

中医学认为，部分患者，由于先天禀赋不足，身体

素虚，御外功能不足，当某些外来物质，经过不同途径，进入机体，邪毒内犯，侵及心包，导致脏腑组织器官气血运行通道突然关闭（前期可能关闭不全，或局部关闭），正气奋力抗搏，阴阳之气不相顺接，气机逆乱，甚则阴阳离决。出现四肢厥冷，出冷汗，脉微欲绝，甚则突然昏倒，不省人事，虚脱而亡，属于厥证、脱证范畴。

从以上两种医学观点分析，对过敏性休克的认识基本一致。病因上都认为外来物质作用于人体是该病的基本病因；病位上都认为在心（心包）；病理上都认为通道的突然关闭导致微循环障碍、气血等各种物质交换，以及脏腑组织间功能和联系中断等病理改变；治疗上都认为迅速打开通道是治疗该病的重要方法。

甲开通道术防治过敏性休克系笔者独创，临床应用 30 余年，治疗包括过敏性休克、过敏反应、药物不良反应 48 例，尽早使用该术，可使上述疾病患者在数分钟内转危为安。

根据《黄帝内经》记载，手厥阴心包经，起于胸中，属于心包，内络心脏，向下过膈入腹，从胸至腹依次联系上焦、中焦、下焦。胸支行至腋窝下行至肘窝，再下行于两筋（掌长肌腱与桡侧腕屈肌腱）之间，进入掌中，至中指端。掌中支脉至环指指端，交手少阳三焦经。手厥阴心包经在腕后两筋间的位置浅而固定，间使穴与内关穴就位于该段上。古代医家之所以命名其二穴为间使与内关，从字意与功能上分析：机体各内脏之间的联系，尤同国与国之间的联系，需要特使出入其关联络互通。内关穴则是手厥阴心包经与内脏心相互联系，交相顺接阴阳之气的关卡，关卡两端互为通道。针刺内关间使治疗厥脱等心胸疾病已被历代医家所认同，这些宝贵的经验，是中国医学的精华，它间接证明了内关两侧是特殊线段。余临床治疗厥证、癫痫等疾病时，单独针刺内关或间使穴，功能相近，但是效果并不十分理想。究其原因当是点状刺激该区段、其强度、宽度、幅度等均未达到最大治疗量。因此通过多次使用拇指指甲，通过拇指指甲的宽度，在该特殊区域施术，可使过敏性休克患者冷汗速停，发绀速退，面色转红，四肢转暖，意识转清，脉搏搏动有力。即阴阳之气顺相交接，气机升降归于正常。

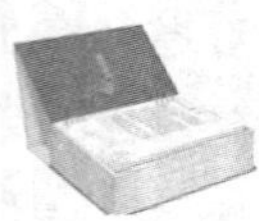

厥证（附病案3则）

病案1 鲁某，女，64岁，退休，2017年6月23日来诊。

主诉：频发晕倒，不省人事40余年。

病史：40多年前，患者在单位与同事发生口角，当晚出现失眠，此后经常失眠。某天，突然晕倒，不省人事。家人立即送往医院，某院医生诊断不详，住院治疗1周好转。出院后，病情频繁发生，每年10余次，均需住院治疗。今来笔者处求治。患者形体消瘦，面白颧红。平素喜暖怕冷，全身乏力，自汗多。经常头痛头晕，胸闷气短，声低懒动，胁肋疼痛如刺。长期服用降压药，阿司匹林肠溶片，以及治疗冠心病的药物。发作前，身体无异常，均是突然乏力，目眩昏倒时不知，移时苏醒，醒后四肢如瘫，虽然入院治疗，仍需半个月方能完全恢复。发作时无惊叫，不吐沫，也无口眼㖞斜，半身不遂。舌质暗红，舌苔白厚。脉象沉短。血压180/110mmHg，血糖6.9mmol/L。

诊断：厥证。

辨证：气厥虚证。

治则：健脾益气和中。

处方：香砂六君子汤加减。云木香6g，砂仁（后下）6g，陈皮10g，旱半夏10g，党参15g，黄芪20g，酒黄精20g，炒白术6g，茯苓20g，当归10g，川芎10g，炒桃仁10g，红花10g，沉香（后下）3g，旋覆花（包煎）10g，代赭石10g，煅牡蛎30g，炒谷芽20g，焦山楂15g。

用法：水煎服，每日1剂。

二诊：7月4日，服药10剂，全身症状明显改善，1个多月来未发生昏倒。效不更方，再进10剂。

三诊：8月16日，未再发生昏倒，全身有力，今索10剂巩固治疗。

疗效：近期随访，厥证未再发生。

体会：该患者初起于情志不遂，肝气郁结，气机失畅。复因长期不寐，导致气机不相顺接，发生厥证。久病反复，清阳不升，脑海失养，故发生前目眩昏仆，气短声低，懒动，脉象沉短。久病必瘀，故颧部暗红。

病案2 牛某，男，24岁，已婚，1988年7月17日凌晨3时急诊。

主诉：意识模糊，大汗，四肢厥冷 2h。

病史：患者体格良好，很少生病，白天从事装卸工作。下半夜行房，事后汗出不止，以为天热未重视。逐渐出现四肢厥冷，卧不能起，家人急忙用车送来。患者面色苍白，表情恐惧，意识恍惚，汗出不止，卧不能起，口干，无尿。体温不升，血压 80/50mmHg，脉象细弱。

诊断：厥证。

辨证：色厥。

治则：育阴固汗，补气回阳。

处方一：取穴人中、内关、三阴交、关元，针灸。

处方二：配制 0.9% 食盐水 1000ml 饮用。曼陀罗子 5 粒，嚼服。配 50% 白糖水 200ml 后饮。

疗效：大约 10min，患者情绪稳定，20min 后，出汗减少，继之口干，汗出停止，四肢转暖，意识清晰，观察 2h，一切正常，告愈回家。上午 10 时左右，患者感觉一切正常，又去工作，结果强力劳动未过 0.5h，患者再次出现大汗淋漓不止，口干不渴。

处方：四味回阳饮。人参 20g，附子 15g，炙甘草 10g，干姜 5g。

用法：共煎 40min，一次服下。

注：下午遇见其母，问其状况，告知未发现异常。

体会：盛夏季节，子时过半，该患者劳作 1 天，纵欲竭精，阳气随精而去。阳气不能固摄津液，故汗出不止。汗为心之液，汗出不止，心液大伤，血脉不能充盈，濡润五脏六腑，四肢百骸功能失职。机体为了维持自身生理需求，故关闭远端（微循环）通道，而出现口干、无尿、四肢厥冷、意识恍惚、脉象细弱、体温不升、血压急降的危象。因此选用大量生理盐水补充心液；曼陀罗子敛汗，开通远端通道；高渗糖溶液可加强心脏推动作用，共同作用，患者转危为安。临床体会，高浓度的糖也具有人参的补气固脱作用。

病案 3 张某，男，40 岁，农民，1988 年 6 月 23 日来诊。

主诉：突然意识模糊 15min。

病史：患者早上未进餐，急忙下地劳动，出汗较多。劳动中突然晕倒，意识模糊，邻居急忙送来就诊。患者形体消瘦，面色苍白，汗出淋漓，四肢发凉。呼之能应，问答合理，自诉心里难受，全身无力，两目昏花，口渴欲饮。平素

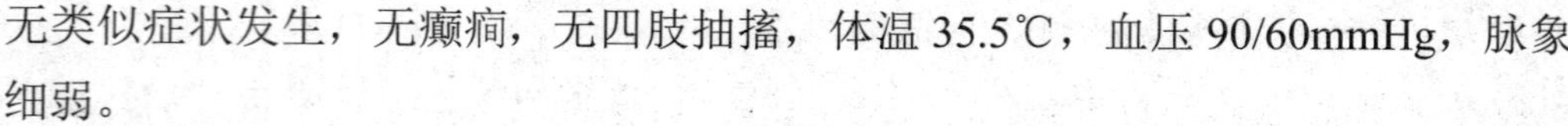

无类似症状发生，无癫痫，无四肢抽搐，体温 35.5℃，血压 90/60mmHg，脉象细弱。

诊断：厥证。

辨证：气厥虚证。

治则：益气固本。

处方：自拟方。白糖 100g，食盐 9g，开水 1000ml 冲服。

另：曼陀罗子 4 粒，嚼服。

疗效：饮糖盐水后 10min 左右，患者感觉症状好转，20min 左右，汗出停止。

体会：该患者过度饥饿，汗出过多，强力劳作，中气大伤。气血津液，不足以供给于脑髓生理需求，故突然出现晕厥，面色苍白，全身乏力。

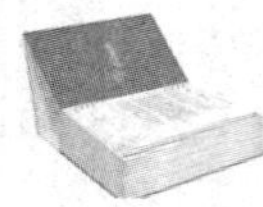

感冒（附病案 3 则）

病案 1 杨某，女，30 岁，已婚，农民，1991 年 3 月 6 日来诊。

主诉：寒热往来 5d。

病史：5d 前，患者汗后着凉，出现恶寒发热。遂到某所就诊，测腋温 37.4℃，医生诊断为感冒。给予盐酸林可霉素注射液、地塞米松磷酸钠注射液、复方氨林巴妥注射液肌内注射，口服药片名不详。当晚大汗出，发热速退。第 2 天午后发热再起，至今未愈。患者形体一般，一阵阵发热，一阵阵发冷，头痛，全身酸痛，有汗较少，无涕，不咳。口干口苦，恶心纳差，二便常可。舌质红，舌苔白厚。脉象弦。测腋温 38.8℃，咽部无红赤，扁桃体未见肿大。

诊断：感冒。

辨证：邪伏少阳。

治则：和解少阳。

处方：小柴胡汤合何人饮加减。柴胡 25g，黄芩 25g，旱半夏 15g，红参 10g，射干 15g，麦冬 30g，何首乌 30g，炙甘草 10g。

用法：水煎服，每日 1 剂。

医嘱：多休息、避风邪。

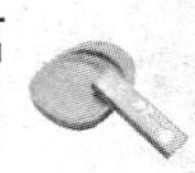

二诊：3月8日，服药2剂，寒热未作，上方剂量减半，再服2剂巩固治疗。

体会：该患者出汗之后，腠理大开，风寒之邪乘虚而入。病后再汗，风寒之邪深入少阳，邪居表里之间，枢机不利，正邪交争，因而出现寒热往来。少阳胆火上炎，出现口干口苦。脉象弦，此乃肝胆之脉。故选用和解少阳之法治之。

病案2 郭某，男，7岁，学生，1991年5月23日来诊。

主诉：发热8d。

病史：8d前，患儿突然夜间发热，病因不详。遂前往某院急诊，医生诊断不详，入院后多项检查，未发现明显异常。观察治疗，用药不详，病情有增无减。今日出院，特来就诊。患儿形体一般，右侧面耳红赤，发热有汗，有时恶寒，无涕，不咳嗽。头痛头晕，恶心呕吐。纳差，口渴多饮。小便黄，大便秘结，矢气少，气味臭秽。舌质红，舌苔黄厚浊。脉象数。咽部微红，扁桃体未见红肿，体温38.8℃。

诊断：感冒。

辨证：表里同病。

治则：和解通里。

处方：自拟方。柴胡20g，黄芩20g，石膏粉35g，淡竹叶10g，连翘10g，薄荷10g，旱半夏10g，边条参10g，大黄20g，炒莱菔子20g，陈皮20g，炒椒目10g，陈皮20g，节菖蒲1g。

用法：水煎服，每日1剂。

疗效：1剂热退、身凉、便通。

体会：该患儿发病过周，虽然病因不详，但是患儿既有恶寒发热有汗的表证，又有恶心呕吐、便秘、矢气臭秽的里热之证，属于表里同病，因此使用和解通里之法治之取效。

病案3 张某，男，29岁，工人，1986年9月22日来诊。

主诉：寒战发热4d。

病史：4d前，患者突然出现恶寒，病因不详，继之发热，自测体温38.0℃。遂到单位卫生室就诊，医生诊断用药不详，连续治疗，至今未愈。患者形体消瘦，面白无汗，寒战发热。头身疼痛，小腹部抽痛，小便时加重，牵及左下肢疼痛。小便清不黄，大便尚可。检查：腹部柔软，无压痛，墨菲征阴性，阑尾点无压痛及反射痛，体温38.1℃。舌质淡，舌苔白厚。脉象沉紧。

诊断：感冒。

辨证：阳虚感冒。

治则：助阳解表。

处方：麻黄附子细辛汤加味。麻黄8g，熟附子（先煎60min）30g，细辛3g，木通3g，茯苓30g。

用法：水煎服，每日1剂。

医嘱：多休息，避风寒。

二诊：10月7日，言1剂汗出症状减轻，再剂即愈。

体会：该患者病因虽然不详，但是具有恶寒无汗、形体消瘦、面白、尿清、脉象沉等一系列阳虚表现，阳气即虚，无力鼓邪外出。因此，使用助阳解表之法治之。

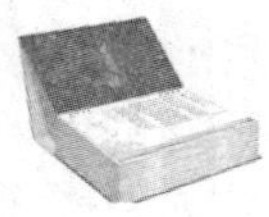

时行感冒（附病案12则）

病案1 宋某，女，29岁，已婚，工人，2017年12月19日来诊。

主诉：恶寒发热，咳嗽流涕1周。

病史：1周前，患者单位数人出现感冒，第2天出现咽干，午后自汗，第3天出现发热咳嗽，无涕。自服三九感冒灵，效果不著。第4天又出现恶寒流清涕，发热。即到某所就诊，医生检查后诊断为流行性感冒。给予炎琥宁粉针、地塞米松磷酸钠注射液、利巴韦林注射液等静脉滴注。药后汗出较多，治疗3d，效果不著。今来笔者处求治。患者发热恶寒无汗，流清涕，咳嗽，痰白质稠，多眵黏稠，全身酸痛不适，口干微渴，二便尚可。舌质红，舌苔薄黄。脉象数，体温37.0℃。

诊断：时行感冒。

辨证：外寒里热。

治则：宣肺散热。

处方：前胡20g，柴胡15g，人参2g，炒杏仁10g，石膏粉20g，炒白僵蚕20g，蒲公英20g，甜地丁20g，海浮石20g，浙贝母15g，百部12g，胆南星12g，鱼腥草20g。

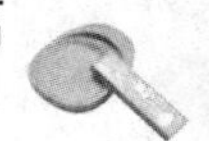

用法：水煎服，每日 1 剂。

医嘱：多休息，室内蒸醋消毒，避开公共场所。

二诊：12 月 21 日，服药 2 剂，汗出不多，恶寒未作，发热退去，咳嗽大减，再服 2 剂。

三诊：12 月 23 日，偶有咳嗽，余症未作，给予复方百部冲剂巩固治疗。

体会：时行感冒，常常在一个时期流行，症状相近，密切接触染病。由于患者从口鼻吸入邪毒，因此第一表现为咽干，机体卫阳抵御外邪，故出现自汗。合以隆冬季节，内热被寒所郁，不得发越，正邪交争，卫阳失和，故病后既有恶寒发热、无汗、流清涕之表寒证。又有多眵黏稠，舌红苔黄脉数的里热证，因此在宣肺散热的基础上，配伍具有解毒之蒲公英、甜地丁、百部、白僵蚕、鱼腥草等药治之。

病案 2 贺某，女，3 岁，1987 年 1 月 1 日来诊。

主诉：发热流涕呛咳 3d。

病史：近期天气干燥，气温偏高，邻里患发热者明显增多。3d 前，患儿突然发热，体温骤升至 40.0℃，急到某院就诊，医生诊断为流行性感冒。给予复方大青叶等肌内注射，口服药片名称不详。药后大汗热减，并出现流涕症状。今日又出现呛咳，特来笔者处求治。患儿形体一般，发热不高，多汗，乏力多困。食欲差，食量少，口唇干燥，口渴。小便黄少，大便干燥，3 日一行。舌质红，舌苔黄厚。脉象沉数，腋温 37.1℃。

诊断：时行感冒。

辨证：邪伤气津。

治则：补气养津，通腑泄热。

处方：清燥救肺汤加减。党参 30g，甘草 10g，炙枇杷叶 10g，石膏粉 30g，炒杏仁 10g，麦冬 40g，胡麻仁 30g，霜桑叶 10g，细辛 2g，百部 10g，茯苓 20g，大黄 10g。

用法：水煎服，2 日 1 剂。

医嘱：多休息，室内蒸醋消毒，避开公共场所。

疗效：服药 2 剂，大便顺畅，发热消退，咳嗽未作，中病则止。

体会：冬季不正之气肆虐，局地密切接触染疾，该患儿吸入邪毒，正气奋力抗邪故出现壮热。汗出过多，气阴两伤，气虚则乏力多汗，津伤阴亏则唇干口渴。肠道津亏，无水行舟，因而便秘。舌质红，苔黄，脉象沉数皆为阴虚内热之象。

病案3 王某，女，6岁，1987年1月23日来诊。

主诉：发热咳嗽10d。

病史：10d前，突然咳嗽，继之发热流涕，即到某所就诊，医生诊断为流行性感冒。给予肌内注射针剂，口服药片治疗，汗出较多，发热减轻，连续治疗，至今未愈。患儿形体消瘦，两颧潮红，身微热，不恶寒，多汗。干咳无痰，无涕。口渴多饮，小便黄少，大便干燥。舌质红少苔。脉象细数，测腋温37.0℃。

诊断：时行感冒。

辨证：余热未尽。

治则：育阴退热。

处方：沙参麦冬汤加减。沙参20g，麦冬30g，玉竹30g，石膏20g，玄参20g，浙贝母10g，地骨皮10g，淡竹叶10g，蒲公英20g，甜地丁20g。

用法：水煎服，2日1剂。

医嘱：多休息，室内蒸醋消毒，避开公共场所。

疗效：服药1剂症状出现好转，再剂痊愈。

体会：该患儿流感症状虽然好转，但是久病汗出较多，肺阴耗伤过多，阴虚生内热，灼伤津液，故面色潮红，低热不退，干咳，口渴多饮，大便秘结。舌红少苔，脉象细数均为余热未尽，阴虚内热之象。

病案4 杨某，女，4岁，1987年1月1日来诊。

主诉：咳嗽流涕发热3d。

病史：3d前，患儿突然出现咳嗽，次日出现流清涕，午后再现发热。即到某所就诊，医生诊断为流行性感冒。给予复方大青叶注射液等肌内注射，口服药片数种。药后发热减退，2h后发热再起，至今未愈。患儿面色微红，发热微恶寒，流清涕，有汗不多，咳嗽少痰，头痛多困，头晕（应该是头昏，小儿表述不清），倦怠乏力。食欲差，食量少，二便尚可。体温37.4℃，舌质淡红，舌苔花剥。脉象沉缓。

诊断：时行感冒。

辨证：风寒型。

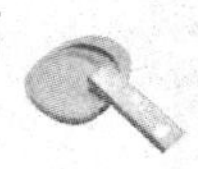

治则：疏风散寒，化湿解毒。

处方：藿朴夏苓汤加味。细辛2g，百部10g，炒杏仁10g，藿香6g，厚朴10g，姜半夏10g，茯苓30g，陈皮10g，竹茹6g，炒白芥子6g，薏苡仁30g。

用法：水煎服，2日1剂。

医嘱：多休息，室内蒸醋消毒，避开公共场所。

二诊：1月4日，服药2剂，体温36.9℃，诸症悉减，续服2剂而愈。

体会：该患儿初患流感，挟有风寒，治疗无误，但是发热咳嗽流涕依然。根据患儿头昏困倦、脉象沉缓之证，考虑有寒湿内郁，上犯清空，故头昏体倦，显然属于个案。

病案5 王某，女，3岁，1987年1月5日来诊。

主诉：发热伴呕吐腹泻3d。

病史：3d前，患儿突然发热，口服复方阿司匹林及苯巴比妥片。次日出现呕吐腹泻，遂到某所就诊，医生诊断为流感胃肠型。给予肌内注射硫酸阿托品注射液等针剂，口服药粒名不详。病情有增无减，特来笔者处求治。患儿面色红赤，呼吸气粗，口唇干裂。发热流清涕，无汗微咳。恶心呕吐，每日3次，无酸腐味，食欲差，纳少。小便清，尿量正常，大便每日4次，稀薄。舌质淡红，舌苔薄腻。脉象微数，体温37.2℃，咽部淡红，扁桃体未见肿大。

诊断：时行感冒。

辨证：风寒外束，胃肠失和。

治则：发汗解毒，调和胃肠。

处方：麻杏石甘汤加味。麻黄3g，炒杏仁6g，石膏粉30g，甘草6g，麦冬30g，陈皮6g，紫苏梗10g，厚朴10g，柴胡10g，黄芩炭6g，姜半夏6g。

用法：水煎服，每日1剂。

医嘱：多休息，室内蒸醋消毒，避开公共场所。

二诊：1月7日，服药2剂，汗出热退，未再呕吐，仍有稀便，每日2次。口唇干裂依然。上方减麻黄、石膏、柴胡、麦冬，加炒白术6g，炒淮山药20g。2剂。

体会：该患儿吸入时行邪毒挟有风寒，侵及肺卫，正邪交争，因而发热流清涕。邪毒被吞，侵犯胃肠，胃肠失和，故出现呕吐腹泻。过早使用阿托品，抑制了汗腺分泌，胃肠蠕动减缓，出现无汗，口唇干裂，呼吸气粗之肺经郁热现象。

病案6 王某，女，2岁，1987年1月10日来诊。

主诉：咳嗽3d，发热1d。

病史：3d前，患儿出现咳嗽，次日出现鼻塞，无涕，未治疗。今天早晨出现发热，依偎家长，无汗，咳嗽无痰。食欲差，食量少，二便尚可。舌质淡红，舌苔白厚。脉象数，体温37.6℃。咽部淡红，扁桃体未见肿大。

诊断：时行感冒。

辨证：风寒型。

治则：发汗解毒。

处方：自拟方。前胡20g，炒杏仁10g，细辛2g，百部10g，薏苡仁30g，姜半夏10g，陈皮6g，竹茹6g。2剂。

用法：2日1剂，水煎频服。

医嘱：多休息，室内蒸醋消毒，避开公共场所。

体会：流感高发季节，患儿首先出现咳嗽、鼻塞、肺卫症状，继之发热恶寒，无汗之风寒袭表之象，且舌苔白厚，考虑挟有湿邪。故加入陈皮、姜半夏、薏苡仁燥利湿邪。

病案7 王某，女，5岁，1987年1月22日来诊。

主诉：咳嗽7d，发热流涕6d。

病史：7d前，患儿突然咳嗽，次日发热流涕，遂到某所就诊，医生诊断为流行性感冒。给予针剂肌内注射，口服药物治疗，至今未愈。患儿形体偏胖，面色红，发热流黄涕，出汗多。咳嗽无痰，口渴，食欲差，食量少，多困。小便黄少，大便干燥。舌质红，舌苔薄黄。脉象浮数。咽部干红，扁桃体位于咽隐窝，体温37.4℃。

诊断：时行感冒。

辨证：风热型。

治则：辛凉清热，通里解毒。

处方：自拟方。霜桑叶10g，杭菊花10g，连翘6g，石膏粉30g，生地黄30g，玄参30g，浙贝母10g，竹茹15g，大黄10g。

用法：水煎服，2日1剂。

医嘱：多休息，室内蒸醋消毒，避开公共场所。

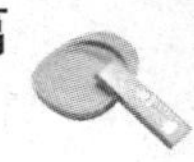

疗效：服药2剂，肠腑通畅，里外症状一并消退。

体会：该患儿素体内热，招致吸入风热疫毒邪，内外合邪，伤津损液，卫分失和，故面红，干咳，发热多汗，口渴，便秘尿少。舌质红，舌苔薄黄，脉象浮数，流黄涕，咽干红，均为风热挟毒之象。

病案8 孟某，女，9岁，学生，1987年1月13日来诊。

主诉：发热2d。

病史：患者家中多人感冒，多日未愈。昨天中午感觉全身没劲，家长认为被感冒传染，急忙煎葱姜汤给予热服。夜间出汗少许，早上感觉稍好。今天午后症状较昨天加重，特来求治。患者面色微红，微发热微恶寒，无涕，有汗不多。全身酸痛，乏力。口苦，咽干，口渴，恶心欲呕。纳少，二便尚可。舌质红，舌苔薄黄。脉象浮数。咽部微红，扁桃体未见肿大，体温37.8℃。

诊断：时行感冒。

辨证：风热型。

治则：辛凉发汗，和胃解毒。

处方：自拟方。柴胡20g，石膏粉40g，党参30g，旱半夏10g。

用法：水煎服，每日1剂。

医嘱：多休息，室内蒸醋消毒，避开公共场所。

二诊：1月15日，服药2剂，发热大减，体温37.0℃。续服2剂而愈。

体会：该患者服辛温葱姜汤汗后未解，次日症状加重，为辛凉发汗提供了重要依据。

病案9 汤某，男，33岁，工人，1987年1月23日来诊。

主诉：咽干鼻塞4d，发热2d。

病史：患者单位感冒者众多，4d前，感觉咽干鼻塞，自持体壮，未重视。昨天早上，感觉发热，即到单位卫生室就诊，医生诊断为流行性感冒。给予针剂肌内注射，口服药片治疗，当天晚上汗出一夜未间断，发热未退。今来笔者处求治。患者体格健壮，面白颧红，微咳，发热多汗，鼻塞涕少不恶寒，语音重浊，口苦咽干。食欲差，纳少，小便尚可，大便干燥。舌质红，舌苔薄黄而干，脉象沉数。咽部微红，体温37.3℃。

诊断：时行感冒。

辨证：风热型。

治则：辛凉解热，益气养阴。

处方：小柴胡汤加减。柴胡 18g，黄芩 15g，葛根 40g，细辛 3g，党参 40g，旱半夏 10g，炒杏仁 10g，何首乌 30g，百部 15g，玄参 25g，麦冬 30g。

用法：水煎服，每日 1 剂。

医嘱：多休息，室内蒸醋消毒，避开公共场所。

二诊：1 月 25 日，服药 2 剂，发热消退，出汗偶有，仍有鼻塞声浊。

处方：自拟方。白芷 15g，5 剂煎水泡茶频饮。

体会：该患者感受风热邪毒，误汗过多，耗伤气阴，正不胜邪，故面白颧红，发热多汗。胆热上炎，故口苦。津伤则咽干，便秘。

病案 10 王某，女，23 岁，未婚，农民，1987 年 1 月 12 日来诊。

主诉：流涕鼻塞 6d，眉棱骨疼痛 2d。

病史：6d 前，患者无故出现鼻塞流涕，未重视。症状逐渐加重，后到某所就诊，医生诊断为流行性感冒。医生给予盐酸吗啉胍、安乃近等药物口服，药后汗出较多，症状稍有好转。前天洗头，热水偏少，有些凉，次日感觉眉棱骨疼痛，至今未见缓解。患者形体一般，无寒热，鼻塞流清涕，有时浊，汗出不多，眉棱骨疼痛，咳嗽，走不平道路时疼痛加重，有时牵及目系疼痛。饮食一般，二便尚可。舌质红，舌苔白厚。脉象沉紧。

诊断：时行感冒。

辨证：风寒挟湿。

治则：疏风散寒，除湿解毒。

处方：九味羌活汤加味。羌活 10g，防风 10g，细辛 3g，炒苍术 10g，白芷 20g，川芎 25g，黄芩 10g，生地黄 30g，蒲公英 20g，甘草 6g。

用法：水煎服，每日 1 剂。

医嘱：多休息，室内蒸醋消毒，避开公共场所。

二诊：1 月 14 日，服药 2 剂，症状悉减，再服 2 剂巩固治疗。

体会：该患者流感未愈，复用凉水洗头，外感寒湿，侵及阳明，经络失畅，故眉棱骨疼痛。

病案 11 高某，女，18 个月，1987 年 1 月 12 日来诊。

主诉：发热多泪 5d。

病史：5d 前，患儿突然发热流泪，即到某院就诊，医生诊断为流行性感冒。

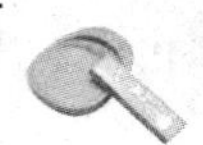

给予针剂静脉滴注，口服药粉不详。大约2h汗出热退，不久发热再起，至今未愈。患儿发育良好，面色红赤，流泪较多，无眵，不畏光。发热，无涕，多困倦，不咳嗽。咽部淡红，舌质淡红，舌苔薄白。脉数，体温37.8℃。口腔颊黏膜未见疹点，颌下淋巴结未触及肿大。

诊断：时行感冒。

辨证：风寒挟湿。

治则：发汗解热，解毒祛湿。

处方：羌活胜湿汤加减。羌活8g，防风8g，独活8g，川芎10g，蔓荆子6g，藁本6g，炒白僵蚕20g，竹茹6g。

用法：水煎第一遍，1日频服。第二煎再服1日，2日1剂。

医嘱：多休息，室内蒸醋消毒，避开公共场所。

疗效：服药1剂，发热等症状明显减轻，再剂即愈。

注：生理状态下，婴幼儿脉搏偏快，故脉数不能完全表示感受风热之邪；再者阳气偏盛，又使用激素治疗，加之体温持续不降，血脉扩张，血行加速，故可出现面红，脉数。同样不能作为感受风热之邪的诊断标准，综合判断，可防误诊。

体会：该患者初患流感，以发热流泪为主要表现（此期类似患者较多）。由于该患儿吸入邪毒，兼感风寒挟有湿邪。邪毒被郁，不得发越，正邪交争，因而出现发热。肺失宣发肃降，故出现多泪。病后由于大量输液，导致体液过多而助邪，肺的宣发，肃降功能不及，泪液从目窍溢出，因而数日难愈。

病案12 陈某，男，19岁，学生，1989年7月16日来诊。

主诉：发热，上腹痛，伴呕吐腹泻2h。

病史：2h前，患者突然发热，病因不详，遂到某所就诊。诊所内患者较多，医生检查后诊断为流行性感冒。给予针剂静脉滴注250ml，过程中出现上腹部疼痛，恶心呕吐，医生复诊断为流感胃肠型。注射完毕，至现在仍未缓解。患者形体一般，面色苍白。发热不著，不恶寒，有汗不多。上腹部疼痛较剧，恶心呕吐酸苦水，腹泻2次。舌质淡红，舌苔白厚。脉象濡缓，体温37.0℃，腹部柔软，无压痛，墨菲征阴性，阑尾点无压痛、无反跳痛，结肠通气试验阴性。

诊断：时行感冒。

辨证：暑湿型。

治则：解暑祛湿，和胃解毒。

处方一：藿香正气胶囊（去外壳）6 粒，曼陀罗子 4 粒，嚼服。

处方二：针刺内关、足三里、金津、玉液。

嘱：多饮糖盐水。

疗效：大约 20min，患者腹痛逐渐缓解，呕吐现象减少，出现口干，身热。2h 后汗出，热退。

注：该病与暑湿感冒不同点在于无恶寒，无流涕。与暑热感冒的高热无汗也有明显区别。

体会：该患者盛夏季节，吸入暑湿邪毒，正邪抗争，因而出现发热。毒邪因吞咽而进入胃肠，挟湿扰乱胃腑，气机逆乱，故出现腹痛、呕吐、腹泻。故选用藿香正气散解暑祛湿，和胃止痛。由于呕吐、腹泻，丢失量大于摄入量，导致胃阴大伤，故补充糖盐液，扶正祛邪。

附：时行感冒

因时行感冒多在一个时期内广泛流行，故证候相似。因为病邪为毒，被直接吸入或摄入，所以肺之外窍首先出现病变，表现为肺卫症状；外感属于六淫之邪，外邪从皮毛侵入，一般不挟毒，引起感冒的不同点在于病变部位在足太阳经膀胱及手太阴肺经，正不胜邪，失治误治可出现六经证候。简而言之，时行感冒病位在肺卫，普通感冒病位在肺表，时行感冒往往合并有普通感冒的肺表症状。

时行感冒，可因毒邪过盛或正气不足，导致毒邪侵及肺脏出现咳喘，吞入胃肠引起呕吐、腹泻。变化多端，病证各异，但是治疗上无论哪种证型，都应该考虑加入解毒药物。

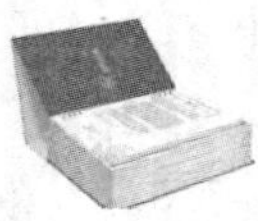

心肌炎（附病案 2 则）

病案 1 范某，男，5 岁，2016 年 11 月 19 日来诊。

主诉：长叹息 1 年余。

病史：1 年前，患儿未曾受凉，突然出现发热。遂到某院就诊，医生诊断

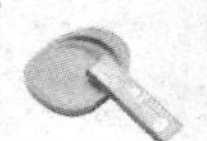

不详，给予静脉滴注针剂（药名不详）。治疗 1 周，发热渐退，期间患儿出现长叹息，家长未重视，逐渐加重。后到某院就诊，实验室检查后，医生诊断为心肌炎。住院治疗 20 余天，出院后服药 1 个月。近期查体发现肌酸激酶同工酶 34U/L，α- 羟丁酸脱氢酶 216U/L，医生建议住院治疗，家长婉拒，今来笔者处求治。患儿形体微胖，面红颧赤，声低懒言，无寒热，多汗，入寐即汗，下半夜方止。经常呼累，懒动，长叹气。饮食一般，二便尚可。舌质嫩红，苔薄白。脉象数。

诊断：温病（恢复期）。

辨证：气阴两伤。

治则：益气养阴。

处方：自拟三参枣蚕汤。太子参 10g，麦冬 10g，五味子 6g，玄参 6g，炒酸枣仁 6g，制远志 4g，丹参 10g，生地黄 10g，茯神 10g，云木香 1g，淡竹叶 2g，生石膏 6g，炒白僵蚕 15g，煅龙骨 10g，怀山药 10g，地骨皮 3g。

用法：水煎服，每日 1 剂。

医嘱：多休息、忌厚味。

二诊：12 月 6 日，服药 10 剂，叹气未作，查体：肌酸激酶同工酶 24U/L，今索 10 剂，巩固治疗。

体会：该患儿，未曾受凉，突然发热，1 周热退。考虑该患儿感受了温热邪毒，邪毒从口鼻吸入，上焦肺首先受邪，温病忌辛温发汗。汗后气阴两伤，邪陷胸膈，横传与心。气机失畅，叹气则舒。由于抗生素的早期应用，以致温病极不典型。汗为心之液，心脏气阴液伤，导致心脏生理功能减弱，因而出现声低懒言，乏力懒动（累）。

病案 2 郭某，女，52 岁，1991 年 3 月 23 日来诊。

主诉：发热 10d，心荒 7d。

病史：10d 前，患者突然发热，咽干，流涕，即到某所就诊，医生诊断为流行性感冒。给予盐酸林可霉素注射液、地塞米松磷酸钠注射液等针剂静脉滴注，口服复方阿司匹林等药物。药后出汗较多，症状有增无减，并出现心慌，急到某院就诊，医生通过心电图等检查，确诊为急性心肌炎，建议住院治疗，患者婉拒，特来笔者处求治。患者形体偏胖，面色暗红，口唇发绀。发热多汗，无恶寒。头晕乏力，胸闷气短，喜叹息，心慌，活动后症状加重。饮食一般，小便尚可，大便干燥，2日一行。舌质暗红，舌苔薄黄。脉象结代，体温37.5℃。

诊断：温病。

辨证：热伤心肌。

治则：清温解毒。

处方：栀豉汤合复方丹参饮加减。黄连5g，黄芩6g，栀子6g，蒲公英20g，淡豆豉10g，丹参40g，檀香6g，郁金10g，朱茯苓20g。

用法：水煎服，每日1剂。

医嘱：多休息、忌厚味。

二诊：3月27日，服药3剂。胸闷气短现象明显减轻，余症依然，续服3剂观察。

三诊：4月1日，发热仅出现在下午，体温37.1℃，心慌症状稍减。加麦冬20g，沙参12g，太子参10g，再服3剂。

四诊：4月6日，发热未作，余症大减，随症加减，续服12剂，临床告愈。

体会：该外感温热之邪，使用温热发汗，导致汗出过多，热陷心肌，伤及心阴心气，气机失畅。由于病证属于初期，因此以清温解毒作为主要治疗方法。

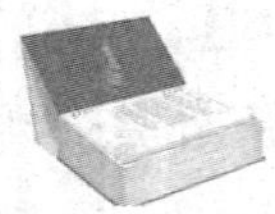

痢疾（附病案2则）

病案1 张某，男，23岁，工人，1986年7月10日来诊。

主诉：腹痛便脓血，里急后重一夜。

病史：昨天中午，患者摄入不洁食物，并饮冷水些许，傍晚开始出现腹痛腹泻，未重视。一夜数次，今晨发现大便为白脓及血丝，特来就诊。患者形体一般，无寒热，有汗不多，头身困重，口渴纳呆，腹痛急入厕，便下白脓混有血丝，后重感，小便黄少。舌质淡红，苔薄白。脉象濡缓。

诊断：痢疾。

辨证：寒湿痢。

治则：温化寒湿。

处方：赤石脂10g，柴胡10g，炒枳实6g，厚朴6g，白芷10g，藿香10g，苏梗6g，建泽泻15g。

用法：水煎服，每日1剂。

医嘱：忌生冷、厚味。

体会：该患者，饮食不洁，饮水寒凉，疫毒与寒凉侵入胃肠，凝滞不散，气机郁滞，运化失常，传导失司，下泄为痢。寒性收引，气滞血涩，故腹痛里急。气滞湿阻，痢下不畅，则为后重。寒凝肠液，湿伤气分，故便下白脓混有血丝。

病案2 孙某，男，61岁，退休，2002年4月9日来诊。

主诉：腹痛里急便脓血，反复发生14年。

病史：14年前，盛夏季节，患者中午食后不久，乘凉于电风扇下，傍晚出现发热呕吐，服藿香正气水未解。次日腹痛腹泻便脓血，里急后重。后到某院就诊，医生诊断为痢疾。静脉滴注针剂，治疗3d而愈。愈后不久，因饮食不慎，症状再次出现。反复发生，反复治疗，10余年来，时好时差。曾到某院检查，医生诊断为结肠溃疡。间断治疗，至今未愈。患者形体一般，无寒热，无汗，经常头痛头晕，饮食一般，腹痛里急，便脓血，大便每日2次，有时矢气则下，大便色暗，小便常可。舌质淡红，舌苔薄白。脉象缓大。

诊断：痢疾。

辨证：休息痢。

治则：温清并用。

处方：乌梅丸加减。乌梅10g，黑附子（先煎30min）10g，细辛3g，干姜2g，黄连炭5g，当归炭10g，红参6g，云木香3g。

用法：水煎服，每日1剂。

医嘱：忌生冷、厚味。

二诊：4月22日，服药10剂，腹痛未作，未见黑便，仍有气痢，守上方加川椒4g，茯苓20g。

三诊：5月7日，腹痛腹泻未作，体力倍增，气痢时有，二诊方又服30剂，临床告愈。

体会：初痢除寇未尽，失于调理，导致正虚邪恋，寒热夹杂，肠道传导失司，气机失畅，故久痢缠绵不愈，时好时差。

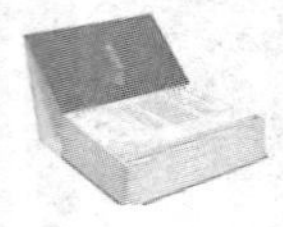

咳嗽（附病案5则）

病案1 何某，女，37岁，农民，1986年9月9日来诊。

主诉：咳嗽胸痛、痰中带血4d。

病史：4d前，患者感觉有凉意，继之出现咳嗽。遂到某所就诊，医生诊断用药不详，病情迅速加重，特来笔者处求治。患者形体一般，面色微红，怕风，有汗。咳嗽胸部疼痛，痰白量多，混有血丝，呼吸不畅。心悸怔忡，有时心前区疼痛，失眠多梦。恶心欲呕，食欲差，食量少。大便干燥，小便尚可。舌质淡红，舌苔白厚。脉象沉迟。

诊断：咳嗽。

辨证：表寒里热。

治则：散寒清热，化痰利浊。

处方：自拟方。瓜蒌仁（捣碎）10g，薤白15g，茯苓35g，炒枳实6g，厚朴7g，炒白术10g，桂枝6g，白芍15g，炙枇杷叶20g，炒杏仁18g，麦冬30g，黄芩12g，黑芝麻30g，大黄7g。

用法：水煎服，每日1剂。

医嘱：食宜清淡，忌豚脂。

二诊：9月11日，服药2剂，诸症悉减，效不更方，再进2剂。

三诊：9月13日，诸症悉除，为防止复发，令索2剂巩固治疗。

体会：夏秋季节，突受寒凉，风寒束表，肺气失宣，因而出现怕风咳嗽。素体内蕴郁热，热伤肺络，故咳嗽胸痛，呼吸不畅，痰中混有血丝。胃肠积热，腑气不通，因而出现大便秘结。胃气上逆则恶心欲呕。面红，舌苔白厚，脉象沉迟，乃内有郁热之象。该患者同时兼有痰浊痹阻的隐性心痛疾病，方中一并治之。

病案2 赵某，男，8岁，学生，2003年12月14日来诊。

主诉：咳嗽痰黏少1个月余。

病史：患儿家庭富裕，回家后常开空调取暖。1个月前，出现发热，嗓子痛，咳嗽胸痛。某所诊断为上呼吸道感染。给予青霉素等静脉滴注，口服药片数种（药名不详）。治疗1周，发热渐退，咳嗽有增无减。后到某院求治，医生

经过多项检查，确诊为支原体肺炎。入院后静脉滴注红霉素等，治疗20d，咳嗽明显减轻，未能痊愈。昨天出院，傍晚夜间仍然咳嗽较频，今来笔者处求中药治疗。患者面色偏红，无寒热，不出汗，无头痛头晕，睡眠可，饮食一般，二便尚可，咽部不适，呛咳，痰少黏白。舌质红，苔白厚。脉象滑数，两肺未闻及干湿啰音。

诊断：咳嗽。

辨证：痰热郁肺。

治则：清热化痰，肃肺止咳。

处方：《千金》苇茎汤加减。鸭跖草20g，薏苡仁20g，炒桃仁6g，冬瓜仁20g，金荞麦根20g，鱼腥草20g，虎杖10g，半枝莲20g。

用法：水煎服，每日1剂。

医嘱：食宜清淡，忌豚脂。

二诊：12月18日，服药3剂，咳嗽小减，效不更方，再服3剂。

三诊：12月23日，咳嗽偶作，原方继服3剂。

四诊：12月28日，咳嗽未作，续服3剂巩固疗效。

注：当时没有苇茎，故用鸭跖草代替。

体会：外感风热（空调干热风），由肺窍咽喉吸入犯肺，卫表失和，出现发热咽痛。肺热蒸液为痰，痰热郁肺，气机失畅，肃降失职，故咳嗽胸痛，痰少而黏。

病案3 孙某，男，8岁，学生，2017年3月9日来诊。

主诉：早晚干咳4年余。

病史：4年前，患儿出现咳嗽，病因不详，多方治疗，至今未愈。患儿形体一般，面白颧红。自汗易感，怕热，口气臭秽，经常盗汗，咳嗽无痰，每年3月到入冬前为重，入冬后好转，呼吸气粗。饮食一般，二便尚可。舌质淡红，舌苔薄白。脉象数而无力。

诊断：咳嗽。

辨证：气阴两虚。

治则：益气养阴。

处方：生脉散合异功散加减。党参10g，玉竹15g，黄芪10g，麦冬15g，五味子6g，炒白术6g，茯苓10g，陈皮6g，熟地黄15g，怀山药20g，浙贝母

10g，藿香 6g，佩兰 8g，防风 5g，焦山楂 20g，石膏粉 15g，煅牡蛎 20g，胆南星 10g。

用法：水煎服，每日 1 剂。

医嘱：食宜清淡，忌豚脂。

二诊：3 月 20 日，服药 10 剂，盗汗未作，咳嗽明显减轻，效不更方，再进 10 剂。

体会：该患者初起咳嗽病因不详，但是久咳必然伤肺，肺气渐耗，久之肺气亏虚，肃降失司，因而咳嗽。肺气亏虚，卫外失固，腠理不密，故自汗易感。气不摄津，肺阴亏虚，肃降无权，肺气上逆，故干咳无痰。阴虚生内热，故怕热，盗汗，呼吸气粗，脉象数而无力。

病案 4 陈某，女，3 岁，1991 年 4 月 5 日来诊。

主诉：咳嗽 1 个月余。

病史：1 个月前，患儿突然发热咳嗽，体温 38.9℃，即到某所就诊，医生诊断为急性扁桃体炎。给予头孢类抗生素静脉滴注，口服药片不详，4d 后发热消退，留有咳嗽，未间断治疗，至今未愈。患儿形体一般，面色微红。无寒热，出汗不多。咳嗽痰少，自己咽下未看到。口干口渴，食欲一般。小便尚可，大便微干。舌质红，舌苔白厚。脉象数。

诊断：咳嗽。

辨证：痰热郁肺。

治则：清热化痰，肃肺止咳。

处方：清金化痰汤加减。黄芩 10g，桔梗 6g，天花粉 10g，茯苓 10g，川贝 6g，橘红 6g，瓜蒌皮 10g，甘草 5g。

医嘱：食宜清淡，忌豚脂。

用法：水煎服，2 日 1 剂。

二诊：4 月 9 日，服药 2 剂，咳嗽偶有，再服 2 剂，巩固治疗。

体会：该患儿，痰热郁肺，肺失清肃，故咳嗽日久难愈。肺热内郁，蒸热伤津，故口干口渴，大便干。舌质红，舌苔白厚，脉象数均为痰热之象。

病案 5 马某，男，12 岁，学生，2008 年 4 月 17 日来诊。

主诉：流黄涕咳嗽 3d。

病史：3d 前，气温突然升高至 31.0℃，患者厚衣汗多。次日出现流涕，咳嗽，即到某所就诊，医生诊断为感冒。给予感冒冲剂、头孢氨苄胶囊、一力咳特灵片等药物口服，至今未愈。患者形体消瘦，面色微红，无寒热，咳嗽时易出汗。流涕色黄，痰黄质稠，咽干，口干口渴，食欲不佳。小便尚可，大便微干。舌质红，舌苔薄黄。脉象浮数，体温36.5℃。

诊断：咳嗽。

辨证：风热犯肺。

治则：疏风清热，宣肺止咳。

处方：自拟方。前胡20g，炒杏仁6g，石膏粉20g，连翘10g，薄荷3g，炒莱菔子10g，胆南星10g，浙贝母10g，射干10g，炙枇杷叶12g，鱼腥草20g，瓜蒌丝12g。

医嘱：食宜清淡，忌豚脂。

用法：水煎服，2日1剂。

二诊：4月21日，服药2剂，流涕咳嗽偶有，索2剂巩固治疗。

体会：气候骤变，该患者外感风热，风热犯肺，肺津被灼，故流涕色黄，痰黄质稠，口咽干燥。舌质红，舌苔薄黄，脉象浮数，均为风热在表之象。

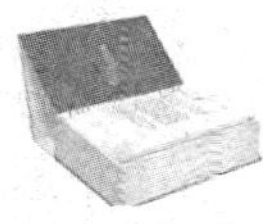

喘证（附病案2则）

病案1 蔡某，女，36岁，2016年9月19日来诊。

主诉：咳嗽呼吸困难1个月余。

病史：1个月前，天气炎热，夜间难以入眠，空调温度过低，夜间冻醒。次日出现咳嗽，遂到某所就诊，医生经过检查，诊断为急性支气管炎。给予头孢类抗生素静脉滴注，治疗1周，病情逐渐加重，并出现呼吸困难。入院后治疗20d，效果欠佳。特来笔者处求治。患者形体消瘦，面颊潮红，不怕冷，出汗少，感觉身热，但是体温不高。口干，饮水不解，气喘，动则呼吸困难，以吸气性呼吸困难为主，夜间咳嗽较白天为重，痰黄质稠混有血丝，易咯出。夜间痰咸有沫。大便干燥如羊粪，2日1次，小便尚可。舌质嫩红，舌苔黄厚。脉象沉缓。

诊断：喘证。

辨证：虚实夹杂。

治则：补虚祛痰，宣肺平喘。

处方：金水六安煎合麻杏石甘汤加减。熟地黄20g，当归10g，陈皮10g，旱半夏10g，制何首乌10g，茯苓15g，麻黄5g，炒杏仁10g，石膏粉20g，炙枇杷叶15g，射干12g，海浮石20g，浙贝母10g，大黄6g，炒莱菔子15g。

用法：水煎服，每日1剂。

医嘱：食宜清淡，忌豚脂。

二诊：9月23日，服药3剂，诸症悉减，效不更方，再进3剂。

三诊：9月27日，诸症基本消失，续服3剂，巩固疗效。

体会：盛夏季节，机体内外环境皆热，腠理开泄，应对暑热。但是该患者倒行逆施，大开空调冷风，导致风寒侵袭，虽然脱离冷环境，寒邪也迅速化热。由于肺的宣发输布水液功能失司，导致津聚为痰，故出现咳嗽气喘，呼吸困难。机体内蕴之热，不能迅速散发而内郁，故出现面红，怕热，口干，痰黄混有血丝，大便干燥，舌苔黄厚。另外，患者也有肾虚，虚痰上泛的痰咸之症，一并治之。

病案2 闫某，女，40岁，工人，1988年3月15日来诊。

主诉：发热喘逆，咳嗽胸痛6d。

病史：6d前，患者从暖气室内走出，室外比较寒冷，感受寒凉。次日出现发热，遂到某所就诊，医生诊断为感冒。给予青霉素、地塞米松磷酸钠等药物静脉滴注，药后夜半出汗，但是发热依然不退，并出现喘逆，咳嗽胸痛。治疗至今，病情有增无减，今来笔者处求治。患者形体一般，面色暗红，鼻塞涕黄。发热，近日无汗，项背强。胸闷呼吸不畅，动则呼吸困难，咳嗽胸痛，痰黄少。小便黄少，大便秘结。舌质红，舌苔薄黄。脉象数滑，体温38.8℃。

诊断：喘证。

辨证：表寒里热。

治则：宣肺泄热。

处方：麻杏石甘汤加减。前胡30g，炒杏仁10g，石膏粉30g，荆芥12g，射干10g，连翘20g，薄荷6g，炒白僵蚕20g，海蛤粉20g，浙贝母10g，胆南星10g，炒莱菔子20g。

用法：水煎服，每日1剂。

医嘱：食宜清淡，忌豚脂。

二诊：3 月 18 日，服药 2 剂，发热大减，体温 37.3℃，喘逆，咳嗽胸痛减轻。效不更方，再进 2 剂。

三诊：3 月 20 日，发热喘逆未作，咳嗽仍有黄痰，上方减薄荷，加鱼腥草 20g，2 剂。

体会：该患者素体蕴热，外感风寒，寒邪外束，热郁于肺，正邪交争，肺气上逆，故发热咳喘，动则加重。热伤肺络，故咳嗽胸痛。痰黄，便秘，舌红苔黄，脉象滑数均为表寒肺热之象。

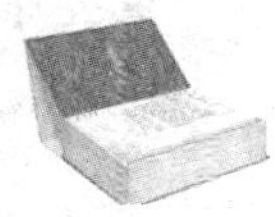

胃痛（附病案 3 则）

病案 1 梁某，女，51 岁，农民，2015 年 1 月 2 日来诊。

主诉：上腹部灼热疼痛 3 年余。

病史：3 年前，患者与邻居发生纠纷，后出现胃痛，未曾重视。病情逐渐加重，即到某院就诊，多项检查后，医生诊断为慢性胃炎，住院治疗 20 余天，好转出院。停药后不久，病情再次发生，间断治疗，至今未愈。患者形体偏瘦，面色暗红，怕热，自汗盗汗。睡眠易醒，全身乏力，经常嗳气，呼吸气粗，口气臭秽。夜间口渴，食欲尚可，夜起小便 1 次，大便尚可。腹痛以剑下至脐中部为主，感觉灼热疼痛，无规律。舌质红浅裂，苔薄黄。脉象弦数。

诊断：胃痛。

辨证：肝胃郁热。

治则：疏肝泄热，活血止痛。

处方：自拟方。炒川楝子 6g，醋香附子 10g，沉香（后下）3g，砂仁（后下）3g，青皮 4g，丹参 30g，炒桃仁 10g，红花 10g，制鳖甲 30g，煅牡蛎粉 30g，醋炒五灵脂 10g，蒲黄 10g，藿香 12g，佩兰 10g，淡竹叶 3g，石膏粉 15g，当归 10g，蜂房 6g，牡丹皮 10g，麦冬 10g。

用法：水煎服，每日 1 剂。

医嘱：控制情绪、少生气。

二诊：1 月 16 日，服药 10 剂，疼痛未作，续服 10 剂巩固治疗。

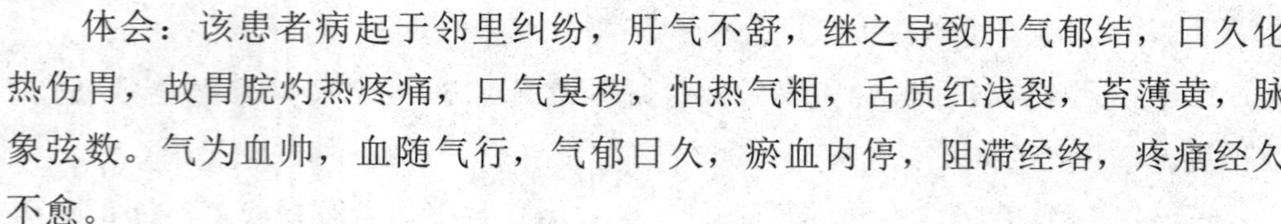

体会：该患者病起于邻里纠纷，肝气不舒，继之导致肝气郁结，日久化热伤胃，故胃脘灼热疼痛，口气臭秽，怕热气粗，舌质红浅裂，苔薄黄，脉象弦数。气为血帅，血随气行，气郁日久，瘀血内停，阻滞经络，疼痛经久不愈。

病案2 任某，男，15岁，学生，2016年4月4日来诊。

主诉：上腹部规律性疼痛3年余。

病史：3年前，患者偶尔出现上腹部疼痛，病因不详。病情逐渐加重，遂到某院就诊，根据胃镜检查报告，医生诊断为慢性浅表性胃炎。间断服用中西药物，病情未见明显改善，今来笔者处求治。患者形体消瘦，面色萎黄，无寒热，不出汗。睡眠可，无头痛头晕，胃痛规律性发生，常在饭后2～3h开始疼痛，大约持续1h，进食后则舒适，循环往复。口干口渴，饮水不解。便溏，每日1次，小便尚可。舌质淡胖，有齿痕。脉象缓。

诊断：胃痛。

辨证：寒热错杂。

治则：温清并用。

处方：乌梅丸加减。乌梅20g，熟附子（先煎20min）10g，炮干姜1g，细辛3g，桂枝6g，黄连炭6g，黄柏炭6g，川椒4g，当归10g，茯苓20g，云木香3g。

用法：水煎服，每日1剂。

医嘱：忌刺激性食物。

二诊：5月20日，服药10剂，胃痛大减，口干口渴，饮水即解，大便成形，效不更方，再进10剂。

三诊：7月3日，胃痛未作，口干不渴，索服10剂，以期根治。

体会：少年患者，初病病因单纯，久病失治误治，形成寒热错杂。该患者以饮水不解其渴，消渴为显著特点，属于乌梅丸主要治疗范围。

病案3 将某，男，61岁，退休，2007年12月5日来诊。

主诉：上腹部疼痛40余年。

病史：40多年前，患者出现上腹部疼痛，病因不详，未重视。近10余年病情逐渐加重，曾到某院就诊，胃镜检查报告为反流性食管炎，胃裂孔疝。服奥美拉唑肠溶胶囊有效，停药后症状依然，今来笔者处求治。患者身高1.73m，

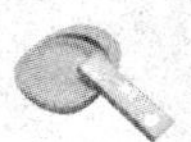

体重 90kg，面色暗红。无寒热，出汗不多，睡眠佳。胃痛常常在食后不久开始，非常有规律。口不渴，喜食凉，无腹胀，无嗳气，二便尚可。舌质淡红，舌苔白厚。脉象促。

诊断：胃痛。

辨证：痰浊瘀滞。

治则：化痰利浊，活血化瘀。

处方：自拟方。姜半夏 10g，浙贝母 10g，炒枳实 6g，茯苓 20g，土鳖虫 6g，炒桃仁 10g，红花 10g，三七 6g，丹参 30g，煅瓦楞子 20g，苦参 6g，黄芩炭 10g，沉香（后下）4g。

用法：水煎服，每日 1 剂。

医嘱：忌刺激性食物。

二诊：12 月 20 日，服药 10 剂，疼痛大减，效不更方再进 10 剂。

三诊：2018 年 1 月 6 日，疼痛偶有，连进 20 剂，临床告愈。

体会：该患者胃痛病史 40 余年，病因不详，临床症状少且不典型。根据“肥人多痰，瘦人多火”，视患者形体肥胖，舌质淡红，舌苔白厚，因此考虑痰浊为患。久病必瘀，血脉瘀阻经脉，故面色暗红。痰浊与瘀血互结胃脘，气机郁滞，脉络不通，进食后，胃腑脉络受压，不通则痛，食后加重。

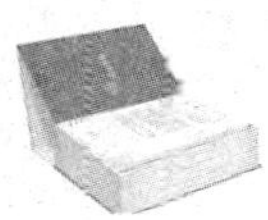

泄泻（附病案 2 则）

病案 1 郑某，男，46 岁，农民，1988 年 9 月 27 来诊。

主诉：黎明前腹痛腹泻 1 年余。

病史：1 年前，每到黎明患者必出现腹痛腹泻，未重视。病情持续不解，遂到某院就诊，医生诊断不详，间断服药治疗至今未愈。患者形体一般。心情不畅，平素无形寒怕冷表现，也无腰膝酸软症状，出汗少。饮食一般，无夜尿，白天小便尚可，每日黎明前必出现肠鸣腹痛，立即如厕，稍晚则收缩困难，腹泻后则安。舌质红苔少。脉象弦。

诊断：泄泻。

辨证：肝脾失和。

治则：扶脾抑肝，固肾止泻。

处方：痛泻要方加味。炒白术12g，炒陈皮g，炒防风10g，白芍10g，木瓜6g，五味子12g，吴茱萸3g。

用法：水煎服，每日1剂。

二诊：10月2日，服药3剂，症状明显好转，效不更方，再进3剂。

三诊：10月7日，黎明前偶有腹痛，已能自控，再服3剂，巩固治疗。

体会：黎明前腹痛腹泻，为肾阳虚弱的特殊表现，但是该患者肾阳虚弱的表现不明显，如形寒怕冷，腰膝酸软。因此根据患者心情不畅，大便急迫，腹痛腹泻，舌红苔少脉象弦等一系列表现，考虑为肝脾失和。

病案2 秦某，男，30岁，农民，1990年4月23日来诊。

主诉：腹痛腹泻3d。

病史：3d前，患者过食尖椒许多，次日出现腹痛腹泻，即到某所就诊，医生诊断为急性肠炎，给予吡哌酸、藿香正气胶囊口服，药后效果不著。患者壮年男性，形体健壮，面色微红。无寒热，出汗不多，全身乏力。食欲差，食量少，口渴多饮。小便黄少，味臊，大便黄臭，黏滞不爽，便后肛门灼热。舌质红，舌苔黄厚。脉象数。

诊断：泄泻。

辨证：湿热泄。

治则：清热利湿。

处方：香连丸加味。云木香10g，黄连10g，地榆炭10g，建泽泻10g。

用法：水煎频服，每日1剂。

医嘱：忌刺激性食物。

另：曼陀罗子3粒嚼服，配0.9%食盐水1000ml频饮。药后1h，腹痛缓解，腹泻次数减少，渐愈。

体会：该患者过食尖椒，胃肠不耐，导致气机壅滞，湿热壅盛，运化失常，出现腹痛腹泻。肠道热盛，于湿邪互结，故泻而不爽。湿热下注则便后肛门灼热。小便黄少味臊，舌红苔黄厚，脉象数，均为湿热内盛之象。泻下过久，肠液丢失过多，故津伤口渴，尿少，乏力。

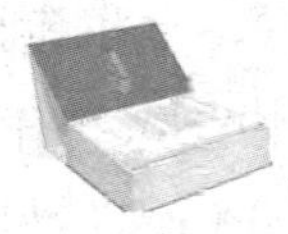

胃缓（附病案1则）

病案 王某，女，36岁，已婚，司机，2013年3月16日来诊。

主诉：食后脘腹胀闷10余年。

病史：青年时期，患者从事拖拉机驾驶，饮食无规律。10余年前，感觉食后作胀，遂到某院就诊，医生经过胃镜检查，确诊为慢性胃炎。给予三九胃泰颗粒口服，连服2个月，效果良好，但是停药后，症状依然。6年前，前往省院求治，经过超声波检查，确诊为胃下垂。间断治疗至今未愈。患者形体消瘦，面色㿠白，声低懒言。无寒热，自汗不多，夜间盗汗较频。经常头痛头晕，午间必须休息，否则症状加重。食后胃脘必胀，平卧舒适，良久症状缓解。胃脘灼热，口中多泛唾液，烦躁易生气，嗳气频，口干口苦，晨时口角流涎。肠鸣"噜噜"，矢气频，大便每日晨起2～3次方能排尽，偏干。月经周期尚准，量中，色正，有块不多不大，末次月经3月2日。舌质暗红，苔黄厚。脉象虚数。

诊断：胃缓。

辨证：中气下陷。

治则：补气升陷。

处方：补中益气汤合半夏泻心汤加减。黄芪20g，制黄精15g，炒白术8g，炒苍术10g，苗柴胡6g，升麻4g，炒枳实6g，干姜3g，旱半夏10g，黄连10g，黄芩10g，薏苡仁20，五灵脂10g，红花10g，芡实10g，藿香10g。

用法：水煎服，每日1剂。

医嘱：控制过饱饮食。

二诊：4月24日，服药10剂，流涎症状明显改善，盗汗未作，仍口苦口臭，上方减苍术，加佩兰10g，焦山楂20g。10剂。

三诊：6月11日，诸症悉减，食后胃脘未再作胀，索服10剂巩固疗效。

体会：该患者长期颠簸，饮食无规律，导致脾胃损伤，脾胃生理功能失调，升降失职。脾不能运化水湿，湿从内生，津液停而为饮，下注肠间则肠鸣"噜噜"。脾气虚不能收摄津液，故口角流涎，自汗盗汗。气虚不能生血，气血两虚，不能生肌上荣，故形体消瘦，声低懒言，面色㿠白，头晕目眩。中气下陷，胃腑肌肉松弛，故食后作胀，平卧舒适。气虚不行，气机壅阻，胃气上逆，故嗳气频作。郁而化热扰神，则烦躁易生气，胃脘灼热，口干口苦。气虚下陷，清气不升，排便无力，故大便排泄数次方尽。患者病因病机复杂，互相影响，故需合并治疗。

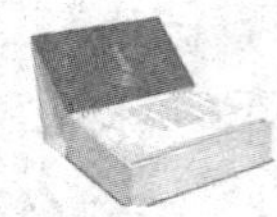

口疮（附病案2则）

病案1 任某，男，36岁，销售，2017年8月14日来诊。

主诉：口舌反复生疮8年余。

病史：患者青年时期有饮酒嗜好，8年前出现口疮，静脉滴注头孢类抗生素1周好转。此后8年间，几乎每月发生1次，部位固定于舌边，疼痛较剧，常常影响进食。患者形体偏胖，面色微红。怕热多汗，有时夜间盗汗，白天困倦乏力。口渴喜饮凉水。小便尚可，大便时溏时结，较急迫。舌质红，舌苔右边白厚。脉象沉数。

诊断：口疮。

辨证：肝经郁火。

治则：清肝散热。

处方：泻青丸加减。龙胆草4g，栀子10g，羌活6g，防风6g，前胡20g，炒杏仁10g，炒桃仁10g，石膏粉40g，建泽泻15g，红花10g，制鳖甲（先煎）20g，胆南星15g，制远志10g，醋香附子10g，地骨皮15g，赤芍12g，牡丹皮10g，云木香6g，藿香12g，节菖蒲10g，薄荷6g，肉桂1g。

用法：水煎服，每日1剂。

医嘱：忌辛辣刺激性食物。

二诊：9月26日，服药10剂，当月未发生口疮，续服10剂巩固治疗。

体会：该患者形体偏胖，嗜好醇酒厚味，日久损伤脾胃，酿生湿热，热郁肝经，循经上炎，故发舌疮。由于足厥阴肝经经脉分布舌边，肝经郁热与局部气血搏结不散，故舌疮固定，周期性发生。肠道有热，故泄下急迫，时溏时结。热邪内郁，蒸腾津液，故怕热，渴喜冷饮，自汗盗汗，舌苔边厚，脉象沉数。

病案2 李某，男，3岁，1986年9月27日来诊。

主诉：左舌边生疮一夜。

病史：患儿昨夜开始哭闹，烦躁，手指舌头痛，家长细看，发现左舌边起一红色粟状小疮。患儿形体一般，面色红赤。无寒热，有汗不多，口渴多饮，小便少，大便干燥，2日一行。舌质红，舌苔少。脉象数。检查：左舌边近中后部有一红色小疮，粟粒大小，疼痛，拒触，体温36.8℃。

诊断：口疮。

辨证：肝经郁火。

治则：清热散火。

处方：自拟方。龙胆草3g，栀子8g，石膏粉18g，防风6g，藿香6g，生地黄20g，天花粉20g，玄参10g。

用法：水煎服，2日1剂。

医嘱：食宜清淡、忌厚味。

疗效：服药2剂，口疮消退，3个月后，患儿原处再次出现口疮。连服6剂，后再未发生。

体会：小儿饮食失节，感受外邪入侵，母食厚味，或乳母七情郁火等因素，导致小儿内蕴积热。郁于肝经，由于肝经经脉分布舌边，故舌边局部出现郁热，并与局部气血搏结，气滞血凝，血败肉腐，形成疮疡疼痛。热邪内郁，蒸腾津液，故心情烦躁，口渴多饮，尿少便秘，舌红脉数。

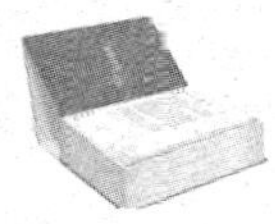

淋证（附病案5则）

病案1 张某，女，47岁，已婚，农民，1987年7月3日来诊。

主诉：小腹部胀痛，小便不畅10年余。

病史：10年前，患者出现尿急、尿频、尿痛，某所诊断为尿道炎。给予庆大霉素肌内注射、呋喃唑酮等药片口服，治疗2d症状好转。此后症状反复发生，间断治疗，时轻时重，病情逐年加重，今来笔者处求针灸治。患者面色㿠白，声音低怯，气短乏力，寒热不耐，动则汗出。经常头晕，睡眠差，白天多困，饮食一般。小腹部胀痛，有下坠感，小便不畅，余沥不尽，内裤常湿，咳嗽遗尿，大便尚可。舌质淡红，苔薄白。脉象虚大。

诊断：气淋。

辨证：虚实夹杂。

治则：补气升陷，利尿通淋。

处方一：针刺气海、三阴交、血海、水道、行间。

处方二：地梢瓜 30g，水煎服。7 剂。

疗效：1 周后，咳嗽遗尿症状消失，稍感有力，尿后余沥减轻，继续治疗半个月，临床告愈。

体会：该患者，久病失治误治，导致脾气不足，因而气短乏力，头晕多困。中气下陷，升提失职，故小腹坠胀。气虚不摄，故咳而遗尿，尿有余沥。虚中夹实，故反复发生，经久不愈。地梢瓜补气清热，兼有利尿治淋作用。

病案 2 王某，女，42 岁，已婚，农民，1999 年 3 月 26 日来诊。

主诉：尿频、尿急、尿血、尿道热痛 2d，反复发生 10 余年。

病史：10 余年前，患者不明原因出现尿急、尿频、尿道热痛，口服药物治疗，次日出现血尿，经过输液治疗痊愈。10 余年来，反复发生，前天晚上炖食鲜鱼，次日出现尿急、尿频、尿痛，口服黄连素、核黄素等效果不著，傍晚出现血尿。今来笔者处求治，患者形体消瘦，面色微红，无寒热，出汗少。经常烦躁多怒，夜间睡眠差，白天头昏多困，口干口苦。大便尚可，小便急，尿频，尿道灼热疼痛，牵引腰腹，尿色红赤，否认患有痔疮等疾病。舌质红，舌苔黄厚腻。脉象弦数。

诊断：血淋。

辨证：膀胱湿热，热伤血络。

治则：清热通淋，凉血止血。

处方：龙胆泻肝汤加减。龙胆草 3g，栀子仁 10g，黄柏 10g，柴胡 2g，生地黄 20g，墨旱莲 20g，白茅根炭 30g，车前子（包煎）20g，建泽泻 15g，滑石 20g，大黄 5g，当归 3g，甘草梢 5g。2 剂。

用法：水煎服，每日 1 剂。

医嘱：忌发物，忌小米汤。

二诊：3 月 28 日，服药 2 剂，血尿未见，余症大减，效不更方，再服 2 剂。

三诊：4 月 4 日，血尿未见，小便顺畅，舌苔仍黄厚。

处方：自拟方。苦参50g。

用法：炒黄研粉，每次1g，每日2次，饭前口服。

疗效：数年后前来就诊，宿疾未再发生。

体会：患者素体湿热，服食鱼腥发物，导致湿热邪恋，下传膀胱，热伤阴液，灼伤膀胱血络，热与血共下，因而出现血淋。方选龙胆泻肝汤加减清热利湿通淋，生地黄、墨旱莲、白茅根育阴凉血止血。后用苦参清热利尿，湿去热清，顽疾得愈。

病案3 李某，女，83岁，1993年3月7日来诊。

主诉：小便红赤涩痛半个月余。

病史：半个月前，患者小便涩痛，未重视。后饮小米汤，症状突然加重，可见血性改变。后到某院就诊，医生诊断不详。给予药物肌内注射，口服药片数种，药后症状改善，停药后症状依然，今来笔者处求治。患者老年女性，多卧少起，无寒热，无汗。口气臭秽，食欲差。小便红赤涩痛，有时挟有血块紫暗，大便半个月未解。舌质红，舌苔黄糙。脉象数大。

诊断：血淋。

辨证：热伤血络。

治则：清热凉血，利尿通淋。

处方：自拟方。生地黄30g，黄芪10g，栀子20g，大黄10g，木通5g，茜草10g，滑石10g，甘草10g。

用法：水煎服，每日1剂。

二诊：3月10日，服药3剂，药后大便得下，干如羊粪，小便未见血液，仍涩痛，效不更方，再进3剂。

体会：该患者老年女性，湿热素盛，湿热为病，虽有气虚表现，补气也需慎之。患者病前摄入了较多，且具有补气作用的小米粥，导致蕴结于膀胱的湿热爆发，灼伤血络，迫血妄行，故小便涩痛红赤。因此在清热的基础上，使用少量补气的药物，可起到立竿见影作用，同时也减少了补气药带来的不良反应。

病案4 朱某，男，24岁，已婚，农民，1993年5月6日来诊。

主诉：小便涩痛，尿如脂膏6d。

病史：6d前，患者小便涩痛，继之出现尿如脂膏。遂到某院就诊，医生诊断用药不详，治疗至今，效果不著。患者形体消瘦，面色偏白，无寒热，出汗少，经常头痛头晕，耳鸣，腰膝酸软。白天易困，饮食一般，大便尚可，小便如脂膏，涩滞疼痛。舌质红，舌苔白厚。脉象濡数。

诊断：膏淋。

辨证：湿热流注。

治则：清热利浊。

处方：萆薢分清饮加减。川萆薢40g，茯苓35g，川木通3g，车前子（包煎）10g，边条参3g，节菖蒲10g，杜仲炭20g，丹参20g，怀牛膝10g。

用法：水煎服，每日1剂。

医嘱：戒房事，忌厚味、蛋类食物。

二诊：5月10日，服药3剂，症状明显好转，效不更方，再进3剂。

三诊：5月19日，膏淋未作，小便仍有涩滞干，减人参，续服3剂。

体会：该患者内蕴湿热，结于下焦，导致膀胱气化不利，脂液失于约束，故出现小便涩痛，尿如脂膏。另外患者婚后房事过度，导致脾肾两虚，肾虚不固，脂膏下泄，也可形成膏淋。但是患者舌苔白厚，脉象濡数体征明显，故以清热利湿为主，兼顾脾肾。

病案5 隋某，男，42岁，农民，1986年9月5日来诊。

主诉：小便纯白涩痛1个月余。

病史：患者有醇酒厚味嗜好，1个月前，感觉小便不畅，涩痛，尿液白色。遂到某院就诊，医生诊断不详，给予注射液（名称不详）肌内注射，口服药物治疗。3d后症状好转，停药后，症状又作，间断治疗，至今未愈。患者形体消瘦，面色微红。怕热多汗，头昏，身体困倦，口苦咽干。小便纯白色，涩滞不畅，有灼热感。舌质红，舌苔黄腻。脉象弦数。

诊断：膏淋。

辨证：实证。

治则：清热通淋，秘别清浊。

处方：龙胆泻肝汤加减。龙胆草6g，栀子10g，黄芩15g，生地黄30g，川木通5g，川萆薢40g，茯苓35g，炒白术5g，薏苡仁40g。

用法：水煎服，每日1剂。

医嘱：忌酒肉蛋类食物，戒房事。

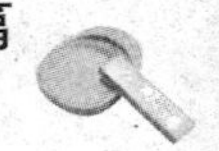

二诊：9月23日，服药3剂，药后即愈，因此未再前来复诊。昨日酒后，症状又作，索前方连服5剂。

体会：该患者嗜好醇酒厚味，损伤脾气，运化失司，酿生湿热。湿热之邪下注膀胱，膀胱气化不利，脂膏失于约束，故见小便纯白，小便涩痛。湿热内阻，清阳不升，故头昏，困倦。湿热蕴结，肝胆热甚，故口苦，怕热多汗，舌苔黄腻，脉象弦数。

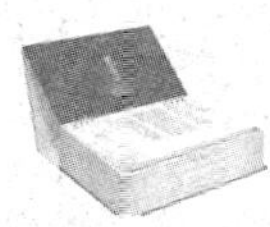

腰痛（附病案2则）

病案1 王某，女，38岁，已婚，2017年6月5日来诊。

主诉：久立腰痛2年，加重1个月。

病史：2年前患人工荨麻疹，服西药治疗半年痊愈。病愈后不久出现腰痛，未重视。1个月前，腰痛症状加重，尿液检查报告：大量红细胞、白细胞，蛋白强阳性，管型4.0/μl。入院治疗20余天，效果不著。今来笔者处求治。患者精神差，面浓妆未查。形寒怕冷，无汗。多涕、多喷嚏，睡眠易醒，口干喜热饮。夜尿频，尿量一般，大便尚可。月经提前1周，无伴随症状。白带如渣，服附桂地黄丸症状加重。舌质红，舌苔黄厚。脉象濡数。近测：管型4.0/μl，尿液白蛋白50μg/ml，尿免疫球蛋白36μg/ml。超声波报告：盆腔积液中等量，子宫腺肌症。

诊断：腰痛。

辨证：湿热伤肾。

治则：清热化湿，育阴补肾。

处方：麻黄连翘赤小豆汤。细辛3g，连翘20g，赤小豆40g，墨旱莲20g，白茅根30g，小蓟15g，海金沙10g，天葵子10g，炙黄精30g，覆盆子10g，蝉蜕6g，杜仲炭30g，首乌藤30g，菟丝子20g，丹参30g，地榆炭20g。

用法：水煎服，每日1剂。

医嘱：多休息，饮食宜清淡。

二诊：7月6日，服药10剂，精神转佳，尿液检查报告：管型2.0/μl，尿液白蛋白19.08μg/ml，尿免疫球蛋白16.75μg/ml，效不更方，再进10剂。

三诊：8月15日，腰痛仍有但较轻，夜尿1次，睡眠佳，索20剂巩固治疗。

体会：该患者禀赋不足，对某些食物药物不耐，长期摄入后，损伤脾胃，运化失职，酿生湿热。内邪招致外邪，内外合邪，伤及肾脏，肾脏生理功能失常，故出现腰痛，久病失于调治，因而病情逐渐加重。患者虽然形寒怕冷，但月经提前1周，白带如渣。夜尿多但是尿量并不多，而且服用温热的附桂地黄丸症状加重。因此根据上述矛盾性症状，舌质红苔黄厚，脉象濡数，辨证为湿热为患。

病案2 王某，女，36岁，已婚，农民，1993年2月14日来诊。

主诉：阵发性腰痛半个月。

病史：半个月前，患者感觉阵发性腰痛，未重视。病情逐渐加重，后到某院就诊，多项检查未发现异常，医生给予布洛芬缓释胶囊口服，外用膏药贴患处，效果不著。患者形体一般，面色微红，无寒热，出汗不多。烦躁易生气，腰部阵发性疼痛，夜不能寐。饮食一般，二便尚可。舌质红，舌苔白厚。脉象弦。

诊断：腰痛。

辨证：肝郁气滞。

治则：疏肝解郁。

处方：沉香降气散加减。沉香（后下）10g，制香附子25g，炒川楝子10g，炒槟榔20g，盐泽泻20g，枸杞子30g，栀子15g，怀牛膝20g，炒莱菔子20g。

用法：水煎服，每日1剂。

医嘱：控制情绪，少生气。

二诊：2月20日，服药3剂，腰痛大减，效不更方，再进3剂。

三诊：2月27日，腰痛偶有，较轻微，索3剂巩固治疗。

体会：该患者烦躁易生气，肝气因而不舒，气滞于腰，故腰部疼痛。由于气性走窜，时聚时散，故呈阵发性。弦应肝脉。

注：每日1剂，是处方要求，患者不可能完全遵循，常常因故出现2日1剂，3日1剂，1日2剂等未知情况，不是硬性要求，完全由患者决定，以下类同。

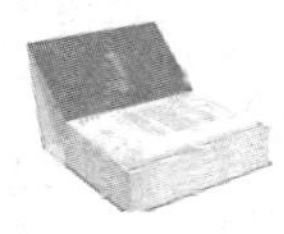

早泄（附病案 1 则）

病案 苑某，男，39 岁，已婚，工人，2007 年 9 月 9 日来诊。

主诉：房事极短 3 年余。

病史：3 年前，患者发现房事短，未重视，病情迅速加重。曾到某院就诊，医生诊断不详，给予金锁固精丸口服，效果不著，间断治疗，至今未愈。患者体格健壮，面色红赤，无寒热，出汗多。经常头痛，腰部灼热，房事极短。饮食一般，二便尚可。舌质红，舌苔黄厚。脉象弦数。

诊断：早泄。

辨证：湿热下注。

治则：清热化湿。

处方：龙胆泻肝汤加减。龙胆草 5g，栀子 10g，黄芩 10g，柴胡 6g，炒苍术 20g，盐黄柏 10g，车前子 20g，茯苓 20g，建泽泻 10g，薏苡仁 40g，炒桃仁 10g，红花 10g，赤芍 15g，焦山楂 20g，砂仁（后下）6g。

用法：水煎服，每日 1 剂。

医嘱：饮食宜清淡、减少房事。

二诊：10 月 1 日，服药 10 剂，未见动静，舌苔转薄，久病难速愈，舌苔不化，早泄难止，再服 10 剂。

三诊：10 月 22 日，早泄依然，舌苔已化，守上方加鹿角霜 20g，肉苁蓉 10g。

四诊：11 月 13 日，早泄症状缓解，可持续 15min，索服 10 剂，巩固治疗。

体会：久蕴湿热，下注精室，扰动精关，因而失固，出现早泄。服药金锁固精丸，过于收涩，湿热之邪恋于精室，故经久不愈。湿热积久，与气血搏结，侵及腰部，营卫失和，故腰部灼热。

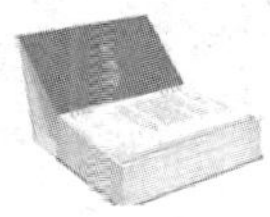

惊悸（附病案 3 则）

病案 1 郑某，男，3 岁，1986 年 3 月 23 日来诊。

主诉：恐慌不安1周。

病史：1周前，患儿突然发热，时测体温38.6℃，遂到某所就诊，医生诊断为流行性感冒。给予肌内注射药物，并口服药片治疗。当夜大汗不断，次日热退，但患儿全身发凉，怕声响。病情迅速加重，特来笔者处求治。患儿形体一般，面色偏白。无寒热，多汗，怕声响，闻声响则恐慌不安。饮食一般，二便尚可。舌质淡红，舌苔薄白。脉象促。

诊断：惊悸。

辨证：心虚胆怯。

治则：安神定志。

处方一：安神定志丸加减。党参6g，制远志6g，炒酸枣仁6g，朱茯神5g，炙甘草6g，葛根9g。

用法：水煎服，2日1剂。

处方二：自拟方。朱砂0.5g，五倍子2g，温水调敷脐。

医嘱：控制周围异常声响。

二诊：3月27日，服药2剂，症状明显改善，守上方加白术6g，节菖蒲3g，旱半夏6g，陈皮3g。

三诊：4月1日，诸症悉除，面泛红润。

处方：生姜，大枣适量煎水代茶饮。

体会：汗为心之液，依赖心之阳气收摄，大汗一夜，心阳心阴大伤，导致心虚，故面白多汗，脉象促。心虚则心气不宁，胆气不强，胆气怯弱，易于对针刺、异人、异物等产生惊恐，气机逆乱，故恶闻声响。

病案2 李某，女，23岁，未婚，2017年9月14日来诊。

主诉：闻动静则心慌5d。

病史：5d前，患者好友购一影碟，相约同看，内容极其恐怖，当晚出现心慌。病情迅速加重，特来就诊。患者形体一般，面色浓妆未查。体倦乏力，闻动静即出现心慌，怕冷，白天易出汗，多困，午饭后更甚。夜间入睡困难，梦多，3点左右即醒，醒后再难入睡，常常盗汗。肠鸣音较响，小腹部胀痛，得温则舒，受凉后加重。饮食一般，小便尚可，大便时溏。经期尚准，量少色暗，有小块不多。舌质淡红，舌苔薄白。脉象细弦。

诊断：惊悸。

辨证：心虚胆怯。

治则：镇惊定志，养心安神。

处方：安神定志丸加减。红参6g，灵磁石（先煎）20g，龙齿20g，朱茯神30g，制远志10g，节菖蒲6g，当归炭10g，炒白芍20g，郁金15g，醋香附子10g，炒白术10g，桂圆肉10g，首乌藤30g，醋柴胡15g，炒酸枣仁30g，丹参30g，五味子6g。

用法：水煎服，每日1剂。

医嘱：多交流、少静坐。

二诊：9月18日，服药3剂，症状稍好，效不更方，再进3剂。

三诊：9月23日，惊悸偶有，续服3剂，巩固治疗。

体会：患者突视恐怖异景，心主惊，惊动心神，气机逆乱，心神不守，故出现心慌，恶闻动静。心气不安，胆气不强，决断怯弱，故易于惊恐，少寐多梦。

病案3 曹某，女，74岁，农民，2007年3月21日来诊。

主诉：心慌10余年。

病史：患者素有高血压、糖尿病病史，间断服用二甲双胍片，复方利血平片。10余年前，感觉心前区难受，易出现心慌。后到某院就诊，医生诊断不详，间断治疗，至今未愈。患者老年女性，面白颧红。不怕冷，常常感觉身热，自汗，动则更甚无盗汗。经常头痛头晕，左侧胸部闷痛，烦躁，心慌，动则加重，闻听动静心跳不宁。整天胡思乱想，白天不困，夜间失眠，午后下肢乏力。口干口渴，饮水则尿频，夜起2次，大便尚可。舌质紫暗有瘀斑，少苔。脉象涩。血压180/100mmHg，血糖14.4mmol/L，心率88次/分钟，心律不齐。

诊断：心悸怔忡。

辨证：气阴两虚。

治则：益气养阴，安神定悸。

处方：天王补心丹加减。红参3g，天门冬10g，当归10g，熟地黄15g，白芍20g，炒桃仁10g，红花10g，丹参30g，炒酸枣仁30g，制远志10g，茯神30g，醋炙延胡索20g，夜交藤30g，云木香2g。

用法：水煎服，每日1剂。

医嘱：饮食宜清淡。

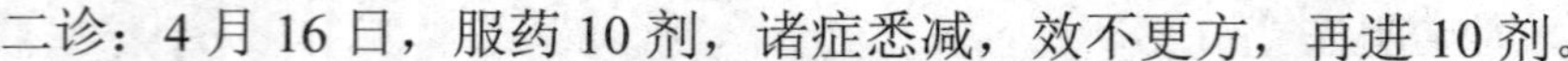

二诊：4月16日，服药10剂，诸症悉减，效不更方，再进10剂。

三诊：5月8日，心慌未作。夜眠安静，思虑减少，索10剂巩固治疗。

体会：患者久病不愈，耗伤气阴。气虚卫外失固，故自汗，动则气耗，自汗更甚。气虚不能上荣，故经常头痛头晕，气虚不能帅血，血供无力，心脉瘀滞，故经常胸闷心悸不宁，动则易甚，舌质紫暗有瘀斑，脉象涩。阴虚则内热，故烦躁口干口渴，颧红，身热，苔少。气虚运行无力，也可引起气郁，日久郁伤心神，出现多虑等一系列表现。

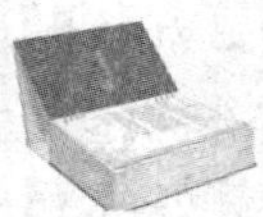

狂证（附病案2则）

病案1 薛某，男，45岁，农民，2015年4月11日来诊。

主诉：昼夜不眠，奔走不息3个月余。

病史：3个月前，患者养的羊被偷去一只，非常气愤，为抓盗者，昼夜不睡。数日后，再想入睡，十分困难。病情逐渐加重，常常外出奔走，家人立即将患者送医治疗，某院诊断不详，给予阿普唑仑等药物口服。服药至今，症状未见明显好转。患者形体一般，面色黯淡，两目瞪视，情绪躁扰不安，神志尚清，言语不休。无寒热，出汗少，头痛以两颞为主。昼夜不困，奔走不息，妄想，猜疑。饮食一般，二便尚可。舌质红，苔白厚浮黄。脉象弦。

诊断：狂证。

辨证：痰热内扰。

治则：清热涤痰，镇静安神。

处方：自拟金星丹郁温胆汤。瓜子金20g，旱半夏10g，胆南星10g，丹参30g，郁金15g，炒枳实6g，茯神30g，竹茹10g。

用法：水煎服，每日1剂。

医嘱：禁止看电视、电影，忌茶。

二诊：4月19日，服药7剂，症状明显缓解，夜间可入眠3h，效不更方，再进7剂。

三诊：5月1日，头痛未作，夜间可入眠5h，上方连服14剂，临床告愈。

体会：患者失羊，气愤难平，怒无所泄，强不入睡，思虑郁结不解，进一步郁而化火，炼液为痰，痰热挟浊，上扰神明，因而出现神志异常。痰火本应面红，今面色黯淡，考虑是服用阿普唑仑等安定药所致。

病案2 刘某，女，55岁，农民，2017年3月25日来诊。

主诉：昼夜不寐1年余。

病史：1年前，患者与邻里发生纠纷，后出现入睡困难，未重视。病情逐渐加重，后到某院就诊，医生诊断不详，给予药片数种口服，初服有效，久用作用不显。今来笔者处求治。患者形体一般，面色暗红，怕冷无汗，大脑全天不休息，思虑不断，脑鸣“吙吙”声感觉，昼夜不能入寐，易生气，老想骂人，不易控制，生气后胸胁胀痛。饮食一般，二便尚可。舌质红，苔黄厚。脉象弦滑。

诊断：狂证。

辨证：痰火上扰。

治则：清火化痰，安神解郁。

处方：黄连温胆汤合白金丸加减。黄连6g，胆南星15g，炒枳实6g，竹茹10g，旱半夏12g，陈皮10g，茯神30g，郁金15g，醋炙延胡索20g，生牡蛎（先煎）60g，炒桃仁10g，红花10g，丹参30g，炒酸枣仁50g，制远志10g，沉香（后下）5g。

用法：水煎服，每日1剂。

医嘱：禁止看电视、电影，忌茶。

二诊：4月4日，服药6剂，呵欠频作，有困意，仍不能入睡，颇似对症，再服6剂。

三诊：4月17日，夜间可入睡1h，续服6剂。

四诊：5月3日，可入睡5h，诸症悉减。迭进6剂，巩固治疗。

体会：病起于邻里纠纷，气愤难平，暴怒伤肝，肝气失畅，因而郁结。郁久化火，炼液为痰，痰热挟浊，上扰神明，因而出现神志异常。

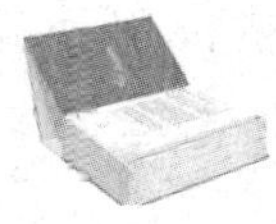

黄疸（附病案1则）

病案 孔某，男，17岁，学生，1987年1月1日来诊。

主诉：尿黄目黄3d。

病史：3d前，患者发现小便异常变黄，老师告知目也黄。次日前往某院检查，检测报告黄疸指数9μmol/L，其他未见异常。医生建议入院隔离治疗。患者家属婉拒。后医生给予板蓝根注射液肌内注射，每次4ml，每日2次，患者注射部位疼痛难忍，特来笔者处求治。患者否认与黄疸患者密切接触，班中也未发现黄疸患者，病因不详。形体一般，无寒热，无汗，无头身不适。食欲差，食量少。小便黄，大便微干，每日1次。检查：目睛黄染，皮肤未见黄染。舌质红，舌苔少。脉象弦。

诊断：黄疸。

辨证：肝胆郁热。

治则：清肝利胆，凉血退黄。

处方：自拟方。金钱草40g，板蓝根30g，大青叶10g，砂仁（后下）6g，草豆蔻6g，白茅根20g，藿香6g，焦山楂10g，炒麦芽10g，焦六曲10g。

用法：水煎服，每日1剂。

医嘱：食宜清淡，忌厚味。

二诊：服药6剂，目黄渐退，未再服药。1月22日，检查报告：未发现异常。

体会：该患者没有与黄疸患者密切接触史，班中也无黄疸病患者，也未出现全身症状。因此考虑热郁胆腑，胆失通降，循经上逆，出现目黄。

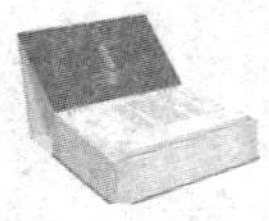

痉证（附病案2则）

病案1 侯某，女，77岁，农民，1985年11月5日来诊。

主诉：发热头痛项强3d。

病史：3d前，患者淋雨，全身湿冷，用火烘烤，良久方暖，当夜出现发热，未治疗。次日前往某所就诊，医生诊断不详，肌内注射两针，口服药片数种。今天早晨，患者仍然发热，特来笔者处就诊。患者老年女性，发热无恶寒，头痛项强，无汗，鼻塞。胸闷，口黏口渴。小便黄少，大便干燥，每日1次。舌质红，苔白厚。脉象浮微数，体温37.7℃。

诊断：痉证。

辨证：邪郁经络。

治则：祛风除湿，兼清里热。

处方：自拟方。羌活10g，独活10g，葛根20g，黄芩炭10g，旱半夏10g，白芷6g，桔梗6g，党参20g，茯苓10g。

用法：水煎服，每日1剂。

疗效：服药2剂，夜间汗出热退，项强痉愈。

体会：患者冬月冒雨，感受风寒湿邪，复用火烘烤取暖，导致邪郁经络，阻碍气血运行，故出现发热头痛项强。病已3d，且老年正气体虚，正不胜邪，邪郁化热，故口渴，舌红苔黄厚，脉象浮数。肠热耗津而失润，故便秘。

病案2 钱某，男，82岁，退休，1997年11月4日来诊。

主诉：项背强，全身酸痛4d。

病史：患者自汗易感，形体怕冷。4d前，理发后出现鼻塞，多喷嚏，以为感冒，自服感冒清热颗粒。次日出现项背强（硬个厥地），遂到某所就诊，医生诊断不详，给予静脉滴注药物治疗，至今未见明显改善。患者恶寒不发热，有汗不多，项背强，全身酸痛，鼻塞流清涕，多喷嚏，胸闷微咳喘。食欲大减，小便频数，大便常可。舌质红，舌苔黄厚浊。脉象浮大。

诊断：痉证。

辨证：柔痉。

治则：调和营卫，祛邪通络。

处方：桂枝汤加减。桂枝10g，白芍6g，秦艽10g，独活6g，薏苡仁60g，炒白僵蚕20g，焦山楂20g，党参6g，生姜3片，大枣3枚。

用法：水煎服，每日1剂。

二诊：11月6日，服药2剂，夜间11时左右出汗，汗后症状消退，仍有鼻塞，减桂枝，再服2剂。

体会：湿热素盛患者，由于体虚易感，导致风寒湿热合邪，郁阻经络阻碍气血运行，故出现痉证。汗后不解，营卫失和。则恶寒有汗全身酸痛。有汗则称为柔痉，无汗为刚痉。

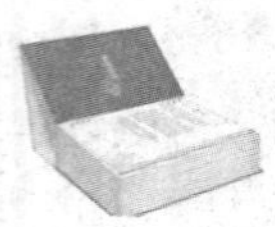

胁痛（附病案3则）

病案1 郑某，男，34岁，司机，2008年12月27日来诊。

主诉：右侧胁痛13年，加重1个月。

病史：1995年8月，患者感觉右侧胁痛，未重视。后来病情逐渐加重，遂到某院就诊，通过肝功能检测，发现肝功能异常，医生建议入院治疗。经过3个月治疗，谷丙转氨酶降至90U/L，胁痛减轻。出院后，胁痛时轻时重。1个月前，突然胁痛加重，肝功能检测报告：谷丙转氨酶403U/L。今来笔者处求治。患者形体一般，精神良好，巩膜无黄染。无寒热，无汗，身体乏力。夜眠多梦，饮食欠佳，口微渴。肠鸣“噜噜”，稍有饮食不慎则大便次数增多，小便黄少味臊。舌质红，苔黄厚，有齿痕。脉象濡数。

诊断：胁痛。

辨证：肝经湿热，经络瘀阻。

治则：清利湿热，通络止痛。

处方：自拟方。茵陈蒿（后下）30g，黄柏炭10g，炒苍术10g，白茅根30g，制鳖甲（先煎）30g，丹参30g，赤芍12g，重楼5g，薏苡仁30g，党参12g，黄芪10g，藿香12g，炒杏仁10g，焦山楂20g，五味子10g，郁金10g，明矾（化服）0.2g。

用法：水煎服，每日1剂。

医嘱：饮食宜清淡。

二诊：2009年1月15日，服药15剂，每日仅痛2～3次，以下午为主，体力渐渐增加，食欲大开，苔转薄。上方减黄芪，加养血益阴之品制何首乌10g，墨旱莲10g，女贞子10g，乌梅3g，10剂。

三诊：2009年2月7日，诸症消失，肝功能检测报告：谷丙转氨酶43U/L，索10剂续服巩固疗效。

体会：患者身目无黄染，如果依附于西医诊断，有失中医本色，故将其列入胁痛病，属于肝经湿热。由于该病病位不在胆经，胆汁循行顺畅，故无口苦，目身黄疸出现。湿热蕴结肝经，肝络失和则胁痛。但是引起肝经湿热的根源在脾，脾虚气血来源不足，故全身乏力。脾虚运化失职，故饮食不佳，稍有饮食

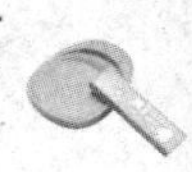

不慎则便次增加，肠鸣“噜噜”。脾失运化，水湿积聚，郁而化热，故舌质红，苔黄厚，有齿痕。脉象濡数。考虑患者属于脾虚生湿化热，故未顾忌湿热忌参芪之说，否则很难治疗有根源之顽疾。

病案2 程某，男，22岁，工人，1985年4月8日来诊。

主诉：右侧胁痛2d。

病史：昨天上午，患者转身过猛，突然出现右侧胁痛。遂到某所就诊，医生诊断用药不详，至今未见好转。患者形体一般，无寒热，出汗不多，右侧胁痛，固定不移，吸气时加重，咳嗽时牵引疼痛难忍。饮食一般，二便尚可。舌质红少苔。脉象弦。检查：肋间局部无隆起，无瘀斑。

诊断：岔气。

辨证：瘀血阻络。

治则：祛瘀通络。

处方：自拟方。土鳖虫6g，炒桃仁10g，红花10g，丝瓜络炭5g，郁金7g，醋香附10g，厚朴3g。

用法：水煎服，服药后，饮温黄酒50ml。

医嘱：多休息，避免扭转。

二诊：4月10日，服药2剂，疼痛未作，丝瓜络炭（研粉）10克，分3次黄酒送服。

体会：该患者转身过猛，体位不正，用力不当，导致胁部筋脉血络撕裂，血液渗出，形成瘀血。瘀血停着，痹阻络脉，故胁痛如刺。

病案3 曹某，男，71岁，退休，2007年12月12日来诊。

主诉：两胁固定性疼痛半年余。

病史：半年前，患者两胁部出现疼痛，病因不详。病情逐渐加重，后到某院就诊，多项检查未发现明显异常，医生诊断不详，间断服药，至今未愈。患者老年男性，形体偏瘦，面色暗红。无寒热，出汗不多，经常头痛头晕。两侧胁肋部疼痛，固定不移，咳嗽，嗳气无加重，昼轻夜重，无胀感。饮食一般，二便尚可。舌质暗红，舌苔黄厚。脉象浮大而数。

诊断：胁痛。

辨证：瘀血停着。

治则：祛瘀通络。

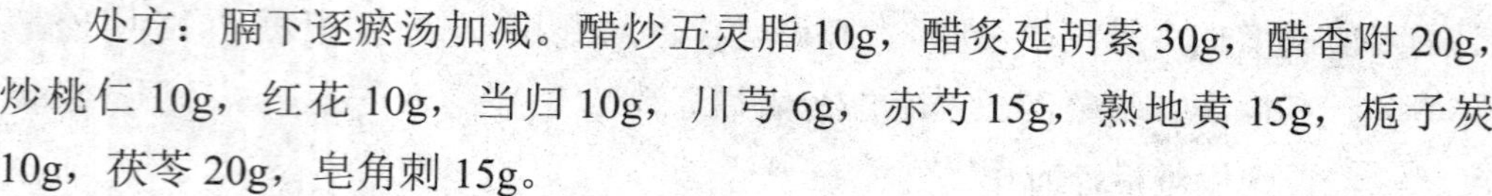

处方：膈下逐瘀汤加减。醋炒五灵脂 10g，醋炙延胡索 30g，醋香附 20g，炒桃仁 10g，红花 10g，当归 10g，川芎 6g，赤芍 15g，熟地黄 15g，栀子炭 10g，茯苓 20g，皂角刺 15g。

用法：水煎服，每日 1 剂。

二诊：2018 年 1 月 7 日，服药 5 剂，当时未见疗效，未再服药，近日两侧胁痛突然骤减，再索 5 剂，巩固治疗。

体会：该患者突然两侧胁痛，病因诱因不详。因此根据患者面色暗红，两侧胁痛固定不移，昼轻夜重，舌质暗红这一瘀血特点，考虑为瘀血停着。选用膈下逐瘀汤加减，服药 5 剂未见疗效，20d 方收效果，属于药物的远期疗效。

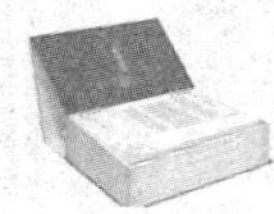

眩晕（附病案 4 则）

病案 1 田某，男，14 岁，学生，2012 年 3 月 13 日来诊。

主诉：眩晕，耳鸣，伴恶心呕吐 3 年余。

病史：2008 年年底，患者突然发热，遂到某所就诊，医生诊断为感冒。静脉滴注药物治疗 1 周痊愈，愈后不久，患者出现头部胀痛，家长未重视。近 2 年来体质明显下降，每月必发热 1 ～ 2 次。半个月前，患者再次发热，静脉滴注头孢类抗生素，治疗 1 周症状好转。但是又出现恶心呕吐，饮食难下。今来笔者处求治。患者形体消瘦，面色白，无寒热，出汗少。恶心呕吐，饮食难下，口干不渴，两耳间断性耳鸣。小便尚可，大便干燥，3 日一行。舌质红，舌苔白厚。脉象缓滑。

诊断：眩晕。

辨证：痰浊中阻。

治则：涤痰降浊。

处方：半夏白术天麻汤合二陈汤加减。旱半夏 10g，炒白术 6g，天麻 15g，陈皮 10g，茯苓 20g，炒枳实 6g，厚朴 10g，川芎 10g，连翘 15g，乌梅 5g，麦冬 30g，黄连 3g。

用法：水煎服，每日 1 剂。

医嘱：饮食宜清淡。

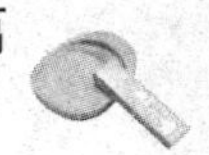

二诊：3月17日，服药3剂，诸症悉减，已能进食，守上方连进9剂，告愈。

体会：患者寒冬季节，易感风寒，营卫失和，因而发热。伤寒本应汗解，该患者输液7日，损伤阳气，阳不化湿，湿聚成痰。痰为阴邪，阻遏气机，清阳之气不升，浊阴不降，蒙蔽清窍，故发眩晕，耳鸣。痰浊中阻，气机不利，胃气上逆，故出现恶心呕吐。

病案2 刘某，女，62岁，家庭主妇，2005年3月9日来诊。

主诉：头痛头晕10余年，加重2d。

病史：患者家庭事务繁多，经常生气。10余年前，出现头痛，两目昏花。遂到某所就诊，医生诊断为高血压。未治疗，后经常发生，间断服药治疗。2d前，因生气再度发生并加重，医生给予降压0号口服，因药后胃部反应较重，被迫停服，今来笔者处求治。患者老年女性，满头银发，面部微红。无寒热，出汗少，经常头痛头晕，腰膝酸软。嗳气频作，泛吐酸苦水。饮食一般，二便尚可。血压170/110mmHg，舌质红苔薄黄。脉象弦数。

诊断：眩晕。

辨证：郁火伤阴，肝阳上亢。

治则：疏肝平肝，育阴潜阳。

处方：自拟方。醋香附15g，生白芍30g，天冬15g，制何首乌20g，生牡蛎（先煎）40g，天麻20g，佛手6g，香橼6g，陈皮10g，浙贝母12g，丹参30g，酒黄连6g，吴茱萸1g。

用法：水煎服，每日1剂。

医嘱：控制情绪、少生气。

二诊：3月13日，服药3剂，症状明显好转，效不更方，又服9剂，临床告愈。

体会：该患者情志内伤在先，为该病的根本原因，由于情志刺激，肝失条达，气机失畅，形成气郁。肝郁日久化火伤阴，肝肾之阴亏虚，因而出现腰膝酸软，肝火犯胃则泛吐酸苦水。阴虚肝阳不潜，合以气火，上扰清空，故出现头痛头晕。

病案3 高某，女，82岁，2010年2月21日来诊。

主诉：头晕目眩10余年，加重5d。

病史：1998年春，患者晨起突然天地旋转，急到某院就诊。医生检查后，发现血压过高，收入院后，进行多项检，最后确诊为颈椎骨质增生，治疗半个月，逐渐好转。出院后常服复方利血平片等药物，10余年来，病情反复发生，多次住院治疗，且逐年加重。5d前，病情再次加重，某所给予黄芪注射液、复方香丹注射液、曲克芦丁等静脉滴注，口服药物不详，效果不著。今来笔者处求治。患者老年女性，形体消瘦，两颧暗红，不怕冷，夜间五心烦热，不欲盖衣被，冬天也需将手足伸出被外，无盗汗。经常头痛头晕，发作不定时，眩晕发生时常伴有恶心呕吐，头部活动时眩晕加重，步履不稳。失眠多梦，饮食一般，二便尚可。舌质暗红有瘀斑。脉象细涩。甲下有瘀点，血压180/110mmHg。

诊断：眩晕。

辨证：阴虚血瘀。

治则：滋阴清热，活血化瘀。

处方：自拟方。熟地黄20g，怀山药15g，枸杞子20g，菟丝子10g，山茱萸4g，烫龟甲（先煎）30g，麦冬10g，银柴胡12g，炒桃仁10g，红花10g，赤芍15g，天麻20g，炒酸枣仁30g，茯神20g，醋香附15g，怀牛膝6g。

用法：水煎服，每日1剂。

医嘱：避免颈部急转。

二诊：3月10日。服药10剂，诸症悉减，效不更方，再进10剂。

三诊:4月2日，诸症皆失，血压110/70mmHg，上方减银柴胡，继服10剂，巩固治疗。

体会：老年女性，肾阴久亏，阴不制阳。虚火内生则五心烦热，形体消瘦。虚风内动则眩晕恶心呕吐，步履不正。髓海不充，故久病难愈。另外，久病必瘀，瘀血阻络，脉道不畅，故舌质暗红有瘀斑，脉象细涩。肾主骨生髓，所以在补肾阴的基础上，少佐补肾中精气之品菟丝子。

病案4 于某，女，42岁，已婚，1991年8月13日来诊。

主诉：眩晕呕吐2d。

病史：患者素有晕车病史，昨天早上坐汽车较久，途中出现眩晕呕吐，某所给予苯海拉明口服症状稍好。今天早晨饭后症状突然加重，午后未见明显好转，特来就诊。患者面色苍白，背冷，多汗。眩晕，站立不稳，语颤，指颤。口渴不敢多饮，饮食过后不久即出现呕吐，黄色苦水混有食物残渣。小便黄少，

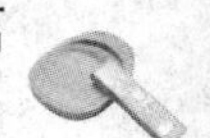

大便两天未下。舌质淡胖有齿痕，苔厚燥。脉象细数，血压 150/90mmHg。

诊断：晕车。

辨证：气血不足，虚风内动。

治则：补气健脾，柔肝息风。

处方一：针刺内关、气海、足三里、阳陵泉。

处方二：四川榨菜一包，嚼食。

疗效：30min 过后，晕停呕止。

注：四川榨菜商店有售，临床发现乘车（船）前半小时嚼食一包，可起到预防晕车（船）的作用。另外，生姜切片，坐车前握于手心，也有预防作用。

体会：患者禀赋不耐，身体气血素虚，久坐汽车，不规则颠簸，气血运行失常，脑失所养，因而眩晕。气机逆乱，肝胃失和则呕吐。呕吐失液，补充不足，筋脉失养，虚风内动，出现语颤指颤。

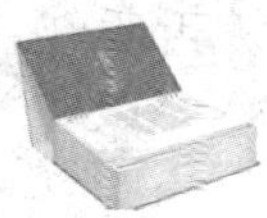

郁证（附病案 2 则）

病案 1 钱某，男，60 岁，工人，2017 年 4 月 6 日来诊。

主诉：阵发性濒死感 6 年。

病史：6 年前，患者丧子，极度悲伤，终日思虑，不得入寐。后渐渐出现心慌、心乱、濒死感。遂到某院就诊，医生诊断为焦虑症。给予精神类药物治疗，至今未愈。患者老年男性，体格尚健，面色晦暗，精神不振。怕冷易出汗，经常头痛头晕，失眠多梦，阵发性心慌不适，濒死感。嗳气不畅。饮食一般，二便尚可。舌质暗红，苔白厚燥。脉象弦滑。

诊断：郁证。

辨证：心神惑乱。

治则：疏肝解郁，安神定志。

处方：四磨汤合白金丸、导痰汤加减。沉香（后下）5g，乌药 3g，槟榔 6g，玉竹 10g，炒枳实 6g，竹茹 10g，胆南星 12g，制远志 10g，白芍 20g，节菖蒲 10g，制香附 15g，郁金 15g，丹参 30g，朱茯神 30g，旱半夏 10g，白矾（化服）0.5g。

用法：水煎服，每日 1 剂。

医嘱：多交流，少静坐。

二诊：4 月 20 日，服药 10 剂，症状稍有减轻，颇似有效，再服 10 剂。

三诊：5 月 10 日，诸症悉减，发作频率明显减少，续服 10 剂。

四诊：6 月 1 日，症状再减，连服 30 剂而愈。

体会：患者过度忧伤，损伤心神，心神失守，因而惑乱。同时，情志过极，容易出现肝气郁结，乘脾聚湿生痰，犯胃则嗳气不畅，气郁血行不畅。应舌质暗红，脉象弦滑。

病案 2 陈某，女，34 岁，已婚，个体，1991 年 3 月 20 日来诊。

主诉：天天晚饭后心慌 2 个月余。

病史：2 个月前，患者晚饭后感觉心慌，未重视。连续数日如此，即到某院就诊，医生检查后诊断为心律不齐。给予药片数种口服，至今未见显著疗效。今来笔者处求治。患者形体消瘦，两颧潮红，骨蒸潮热，多汗，心烦易怒，失眠多梦，善于悲伤，多思虑。饮食一般，二便尚可。舌质红，舌苔少。脉象结。

诊断：郁证。

辨证：郁伤心神。

治则：解郁养心。

处方：自拟方。百合 30g，合欢花 20g，炒川楝子 10g，郁金 15g，枸杞子 30g，五味子 30g，地骨皮 20g，炒酸枣仁 30g，丹参 30g，当归 15g，茯神 30g。

用法：水煎服，每日 1 剂。

医嘱：控制饮食过饱。

二诊：3 月 23 日，服药 3 剂，未见动静，守方再进 3 剂。

三诊：3 月 26 日，诸症悉减，效不更方续服 3 剂。

四诊：3 月 29 日，食后心慌未作，索服 3 剂，巩固治疗。

体会：该患者思虑太过，劳心伤脾，心阴不足，虚热内生，耗伤心液，故形体消瘦，两颧潮红，骨蒸潮热，多汗心烦喜怒，失眠多梦，易于悲伤，舌红少苔为心阴不足之象。脾虚运化失司，故食后容易出现心慌不宁。结脉气结之象。

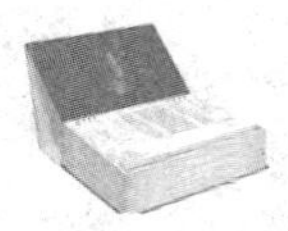

鼓胀（附病案2则）

病案1 张某，男，46岁，工人，1991年5月5日来诊。

主诉：腹部痛胀1年余。

病史：患者患银屑病病史数十年，间断服西药治疗，至今未愈。1年前，感觉全身乏力，腹部胀满，遂到某院就诊，通过超声波检查及血液检测报告：肝脏有小结节及腹水，医生确诊为肝硬化腹水。多方治疗，效果不著。患者形体一般，面色晦暗。无寒热，有汗不多。经常头昏，乏力，下肢沉重。睡眠一般，食量少口干微渴，饮水不多。小便少，大便尚可。腹部坚满时痛，无脐凹，无血脉迂曲，移动性叩浊，下肢凹陷性浮肿。舌质红，苔白厚腻。脉象沉弦。

诊断：鼓胀。

辨证：湿热蕴结。

治则：温清并用，泻下行水。

处方：自拟姜苏连菔穿山油。干姜15g，黄连20g，紫苏20g，炮穿山甲（代）20g，山楂干50g，莱菔子40g，麻油1500ml。

用法：将药放入麻油中小火煎枯，过滤备用。每次口服20ml，每日2～3次。

医嘱：少盐饮食，不是忌盐。

二诊：5月27日，症状明显减轻，连服4剂而愈。

注：该患者虽然临床治愈，但是缺乏后续检测，未能根治，惜于1997年因肝癌去世，因此后续检测非常重要。

体会：该患者先天禀赋不足，长期服用化学药物，导致邪毒积聚，与体内湿热互结，损伤肝脏，肝络瘀阻，积渐形成鼓胀。

病案2 李某，女，已婚，农民，1993年7月25日来诊。

主诉：腹部膨隆1年余。

病史：患者22岁患过急性黄疸型肝炎，服草药治疗痊愈。6年前再次出现面目俱黄，遂到某院就诊，检查后医生诊断不详，间断服药治疗。1年前，出现腹胀，进食后加重，某院诊断为肝硬化腹水。未间断治疗，病情有增无减。

患者四肢干瘦，面目俱黄晦暗。无寒热，出汗少。经常头晕，睡眠差。腹部胀满，食后加重，嗳气频。口干不敢喝水，小便少，大便每日1次，便后经常出血。检查：腹部膨隆，胀大如鼓，可见脐凹，腹壁血脉缕缕，不能平卧，移动性叩浊，液体量较多。舌质暗红，舌苔薄黄。脉象细涩。

诊断：鼓胀。

辨证：气滞血瘀。

治则：疏肝理气，活血利水。

处方：自拟莱苏皮壳山槐油。莱菔子40g，紫苏20g，陈皮40g，枳壳40g，炮穿山甲（代）20g，槐米40g，麻油1500ml。

用法：将药放入麻油内，小火煎枯，过滤备用。每服20ml，每日2～3次。

医嘱：少盐饮食，不是忌盐。

二诊：8月17日，服药一料，腹胀明显减轻，效不更方，连服4剂痊愈。

体会：该患者早年患有黄疸，治疗不彻底，邪伏于肝脏，失治误治，导致肝气不能调达，气血凝滞，脉络瘀阻，结成鼓胀。大便小便都是物质代谢排出的废物，小便不利，可以通大便代偿排出代谢废物。因此在对症治疗的基础上，使用脂剂，减少肠液吸收，达到利水消肿。也能造成胃肠道呈高渗状态，带走邻近体液，起到治疗腹水的作用。

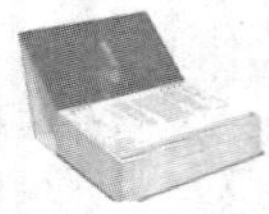

痰饮（附病案2则）

病案1 柏某，男，43岁，2012年4月16日来诊。

主诉：背寒如掌大20余天。

病史：20d前，患者不慎着凉，继之出现发热，体温37.1℃。医生诊断为感冒。给予静脉滴注药物治疗，3d后感冒痊愈。病后感觉后背发凉，如手掌大小，未重视，天气渐热，症状至今未能缓解。患者中年男性，精神萎靡，面色微白，形寒怕冷，无汗。经常头晕，睡眠良好，饮食一般，二便尚可。清痰上泛，痰中心成块有黑点。舌质淡胖有齿痕，脉弦。

诊断：痰饮。

辨证：寒痰内伏。

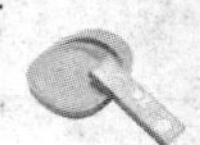

治则：温化痰饮。

处方：苓桂术甘汤合补中益气汤加减。茯苓30g，桂枝6g，生白术10g，党参6g，黄芪6g，柴胡3g，升麻3g，陈皮10g，姜半夏10g，炙甘草6g。

用法：水煎服，每日1剂。

二诊：4月20日，服药3剂，背寒症状稍有好转，效不更方，再进3剂。

三诊：4月25日，背寒时有，精神转佳，迭进3剂。

四诊：5月1日，未感觉背寒，黑痰显著减少，索服6剂，巩固疗效。

体会：外感寒凉，汗解正治，过多输液，寒饮伤阳，阳气不能外达，故局部背寒如掌大。

病案2 秦某，男，36岁，木工，1991年6月4日来诊。

主诉：胃脘有震水音3d。

病史：3d前，患者晚饭摄入过多，次日出现泛吐酸水，即到某院就诊，医生诊断为胃酸过多症。给予西咪替丁等药物口服，药后酸水得减，胃脘又出现震水音，至今未愈。患者形体健壮，面色微红。无寒热，出汗不多。胃脘胀满，身体上下动作时可闻及囊中震水音，食欲差，纳少。小便尚可，大便秘结。舌质红，舌苔厚浊。脉象滑实。

诊断：痰饮。

辨证：饮停胃脘。

治则：通腑行水。

处方：自拟方。炒椒目20g，炒莱菔子20g，焦山楂20g，焦槟榔10g，薄荷10g，生大黄10g，熟大黄10g。

用法：水煎服，每日1剂。

二诊：6月5日，患者2剂同煎，1日服尽，大便通泄许多，震水音消失，减大黄再服2剂，巩固治疗。

体会：该患者晚饭摄入过多，导致胃失和降，胃气上逆，出现泛吐酸水。服用抑制胃酸药物，减缓了胃肠气机升降，故出现胃脘胀满，纳少，便秘，胃脘水液停滞，表现如囊裹水，动之有声。

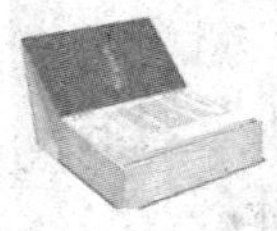

水肿（附病案3则）

病案1 洪某，男，42岁，农民，1986年7月10日来诊。

主诉：全身浮肿10个月余。

病史：1985年10月末，患者劳动后出现头昏脑涨，未重视。病情逐渐加重，后到某院就诊，医生诊断为隐匿性肾炎，住院治疗2个月，症状明显好转。出院后经常服药治疗，仅过10日，浮肿遍及全身，间断治疗。至今未愈。患者中年男性，素体健康，极少生病，发病原因不明。形寒怕冷严重，虽是7月，但是睡觉必须盖被子，无汗，头昏，腰痛乏力。饮食一般，大便尚可，小便偏少，色清，夜尿1次。舌质淡，苔白厚。脉象沉数。全身高度浮肿，按之凹陷不起，尿蛋白强阳性，体温36.1℃，血压120/80mmHg。

诊断：水肿。

辨证：寒邪伏肾。

治则：温阳散寒。

处方：麻黄附子细辛汤加减。麻黄10g，熟附子（先煎60min）30g，细辛3g，干姜10g，麦冬30g，生白术10g，川木通3g，茯苓15g，甘草7g。

用法：水煎服，每日1剂。

医嘱：饮食宜清淡。

二诊：8月6日，服药7剂，当时未见动静，以为无效，近期感觉怕冷症状明显减轻，浮肿也有减轻趋势，索服7剂。

三诊：8月24日，浮肿大消，怕冷仍有，汗出增加，上方研粉每服1g，每日3次，连服4个月，痊愈。

体会：该患者病因不详，经久不愈。虽然盛夏季节，但是患者依然怕冷无汗，浮肿腰痛，尿清，有夜尿。舌质淡，脉象沉。因此考虑肾有伏寒，寒伤肾阳，水液气化失常，故全身浮肿。阳虚不能鼓邪外出，故形寒怕冷而无汗。

病案2 郑某，男，62岁，1987年9月15日来诊。

主诉：右手背胀肿光亮2d。

病史：前天夜晚，患者右手放于头下，昨天早上，患者感觉手胀，遂到某所就诊，医生诊断不详，给予麦白霉素、核黄素口服，外用药膏涂抹，用后效

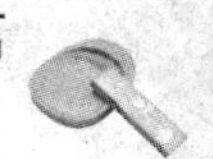

果不著。患者老年男性，形体一般，无寒热，出汗少。经常头痛头晕，睡眠不实。饮食一般，二便尚可。舌质淡红，舌苔薄白。脉象缓。血压110/70mmHg，右手背浮肿，发胀，光亮，按之凹陷，不痛，不痒，未见伤口，下肢未见浮肿，腹部无移动性浊音。

诊断：水肿。

辨证：水湿停聚。

治则：行水消肿。

处方：自拟经验方。马兜铃30g。

用法：煎水频洗。

疗效：2日后消退。

注：此为笔者的经验方，临床应用30余年，煎洗患处，对各种水肿都有较好的疗效。

体会：该患者手背持久受压，导致局部气血津液运行障碍，故而出现水肿。病因单纯，考虑为压力性水肿。

病案3 胡某，女，83岁，2017年4月24日来诊。

主诉：双下肢浮肿10余年，加重半个月。

病史：10余年前，患者发现下肢浮肿，时肿时消，但是脚不肿。曾到某院就诊，医生诊断不详，住院治疗1周，浮肿消退。出院后未及3d，浮肿又起。间断治疗，至今未愈，半个月前突然加重，特来就诊。患者老年女性，形体偏胖，面色萎黄，两手颤抖。无寒热，不出汗。经常头痛头晕，睡眠佳，白天多困，饭后困盹。饮食一般，二便尚可。双下肢膝部以下浮肿，按之久久不起，血压160/100mmHg，血糖6.6mol/L。舌质淡，苔薄白。脉象沉缓。

诊断：水肿。

辨证：脾气虚弱。

治则：健脾益气，行水消肿。

处方：参苓白术散加减。红参6g，炒白术10g，茯苓30g，薏苡仁40g，砂仁（后下）6g，炒怀山药30g，陈皮10g，桔梗3g，炒白扁豆10g，天麻15g，丹参30g，炒桃仁10g，红花10g，旱半夏10g，节菖蒲10g，焦山楂15g，泽兰20g，白茅根20g。

用法：水煎服，每日1剂。

医嘱：饮食宜清淡。

二诊：6 月 8 日，服药 10 剂，症状明显改善，精神转佳，效不更方再进 10 剂。

体会：该患者久病水肿，迁延 10 余年，西医排除心、肝、肺、肾实质性病变。考虑为脾气虚弱，脾虚不能运化水谷精微营养全身，故面色萎黄，头晕多困。脾虚不能运化水湿，水湿停滞，故浮肿时肿时消，体胖，脉象沉缓。

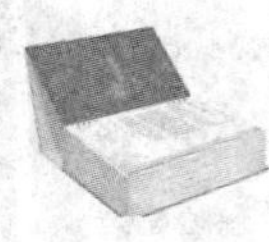

虚劳（附病案 3 则）

病案 1 王某，男，8 岁，学生，2017 年 5 月 4 日来诊。

主诉：发热频作，5 年余。

病史：5 年前。患者突然发热，遂到某所就诊，医生诊断为急性扁桃体炎，肌内注射头孢唑啉、地塞米松磷酸钠注射液、复方氨林巴比妥注射液，4d 痊愈。此后 5 年来，每月必有 1 次发热，甚则 2～3 次，每次用药大致相同。今来笔者处求治。患者形体消瘦，面白颧红，寒热不耐，白天自汗，夜间盗汗，食欲差，食量少，口渴不著。小便尚可，大便 3 日 1 次，干结。舌质淡红，舌苔白厚。脉象细缓。

诊断：虚劳。

辨证：气阴两虚。

治则：益气养阴。

处方：生脉散合六味地黄丸加减。红参 3g，麦冬 10g，五味子 6g，熟地黄 15g，牡丹皮 8g，怀山药 12g，山茱萸 8g，建泽泻 8g，茯苓 15g，煅龙骨 15g，煅牡蛎 15g，焦山楂 20g，烫鳖甲 10g，银柴胡 6g，地骨皮 6g，茵陈 10g，板蓝根 15g。

用法：水煎服，每日 1 剂。

医嘱：避免使用糖皮质激素。

二诊：6 月 20 日，服药 10 剂。未再出现发热，自汗明显减轻，盗汗未作。守上方减银柴胡、地骨皮续服 10 剂。

体会：该患者病起于初病，正气耗伤未复，失于调理，机体御外功能降低，

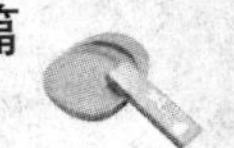

导致内虚招邪，且反复受邪发热，不断耗伤正气，积虚成损。肺气亏虚，卫阳不足，不能固外，因此自汗盗汗，易感。金不生水，累及于肾，肺肾双亏，故不耐寒热。

病案2 梁某，男，88岁，2004年12月7日来诊。

主诉：气短乏力，准头滴水30余年。

病史：患者有烟酒嗜好，30多年前，感觉鼻准头滴水，间断治疗，至今未愈。患者老年男性，体格尚健，面色暗红，语言常常提气发出，声音较大。冬天怕冷，夏天怕热，出汗不多，经常头痛头晕，烦躁睡眠差，气短乏力，腰痛。多喷嚏，鼻准头发痒，经常滴纯清水，冬重夏轻，吃饭时常常因滴水不及时擦拭而流入碗中，甚是烦恼。饮食一般，大便尚可，小便白天黄少味臊，夜间尿频。舌质淡红，舌苔厚浊微黄。脉象虚大，血压180/100mmHg。

诊断：虚劳。

辨证：肺气虚。

治则：补益肺气。

处方：四君子汤合麻黄升麻汤加减。红参6g，炒白术5g，茯苓20g，炙麻黄10g，炒升麻10g，黄连炭20g，黄芩炭20g，炒枳壳10g，通草6g，薏苡仁30g，茵陈蒿30g，赤芍15g，红花10g，肉桂2g。10剂。

用法：水煎服，每日1剂。

二诊：2005年1月2日，服药10剂，症状稍有好转，效不更方，再进10剂。

三诊：1月26日，症状再减，迭进10剂告愈。

体会：患者肺脾气虚，内蕴湿热，兼伏风邪，肺气久虚，气不摄津，肺液失固，因而肺窍滴清水，冬轻夏重。湿热内蕴，上蒸肺液，因而失固。伏有风邪，因而鼻痒，多喷嚏。

病案3 孙某，男，24岁，农民，1985年8月7日来诊。

主诉：发热全身乏力1个月余。

病史：患者素体强壮，很少生病。1个月前，突然感觉发热、乏力，遂到某所就诊，医生给予肌内注射柴胡等针剂，口服药片数种，病情急增无减。转到某院，血液检测血小板19×10^9/L，入院后脑脊液检测后确诊为急性白血病。住院治疗20余天，效果不著。出院后，前来笔者处求治。患者形体偏胖，面色㿠白，神情呆滞。发热不恶寒，平素不怕冷，白天自汗，夜间无盗汗。全身乏力如瘫，站立行走困难，少气懒言声低，头晕目眩。食欲无，食量少，口干，少饮即解。大便数日一行，不干燥，小便黄少。舌质淡，苔薄白。脉象浮细，体温 37.8℃。

诊断：急劳（急性白血病）。

辨证：阴虚血热。

治则：凉血育阴。

处方：自拟方。鲜生地黄 30g，赤芍 15g，牡丹皮 15g，紫草 10g，青黛（冲服）3g，车前子（包煎）10g，甘草 5g，柴胡 3g。

用法：水煎服，每日 1 剂。

二诊：8 月 10 日，服药 3 剂，发热已退，余症未减。

处方：自拟方。鲜生地黄 30g，赤芍 15g，牡丹皮 15g，青黛（冲服）3g，黄芪 20g，麦冬 10g，五味子 10g，旱半夏 10g，磁石（先煎）30g。7 剂。

三诊：8 月 18 日，发热未作，气力增加，可以外出行走散步，自觉好转，二诊方再服 7 剂。

四诊：8 月 26 日，精神明显好转，症状进一步缓和，患者信心增加，迭进 7 剂。

注：8 月 29 日，患者中午进食凉食些许，傍晚出现腹痛，某所给予颠茄片 1 片口服，疼痛迅速缓解。次日，9 点多钟，家人未见患者起床，敲门呼唤未应，撬开门视之，患者神志昏迷。所铺盖之衣被全部湿透，脱证较久，遗憾。

体会：患者青年男性，素体强壮，病前无大量汗吐下失血，突然发生急劳（急性白血病），诱因不详。因此考虑患者的一系列脾虚表现：面色皖白，气短声低，全身乏力，纳呆食少等，应该不是该病的主要病因。患者发热无恶寒，不怕冷，显然也不存在阳气虚耗。阴虚生内热，也无两颧红，形体消瘦，潮热盗汗，便秘，舌红，脉数之证候。因此根据患者口干，小便黄少脉象浮细之象，推断为血热，血热伤阴耗气。故选用凉血解毒，益气养阴。获得良好效果。

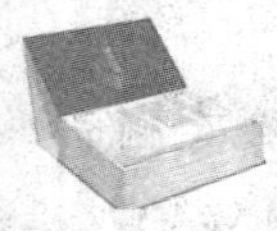

肠结（附病案 2 则）

病案 1 马某，男，2011 年 10 月 22 日来诊。

主诉：便秘与腹泻交替性发生14个月。

病史：患儿出生未大便，服泻油未果。3d后出现昏迷，经过抢救转危为安。出院后，患儿出现便秘与腹泻交替发生，多方治疗至今未愈。今来笔者处求治。患儿发育不良，腹大四肢细小，肢软无力，面色红赤，精神萎靡。臭气熏天，四邻掩鼻。无寒热，多汗，恶心呕吐，饮食一般。平素大便秘结，每周1次，腹部膨隆，努挣2d始能排出，大便干结如球。继之开始腹泻，连续10余天方能好转，刻下大便纯下清水，臭秽不堪，腹部膨隆，拒按。肛门红赤，潮湿，粪水不断流出。牙齿迟出，仅生两颗。舌质红赤，苔黄燥。脉数实。超声波报告：未发现巨结肠。

诊断：肠结（粪便性肠梗阻）。

辨证：热结阳明。

治则：峻下热结。

处方：大承气汤加味。生大黄10g，熟大黄10g，炒枳实3g，厚朴3g，竹茹10g，连翘10g，芒硝（化）3g。1剂。

用法：水煎，频服。

医嘱：禁止使用止泻药。

二诊：10月24日，服药1剂，泻下臭秽粪便较多，精神转佳，腹胀明显消减，效不更方，再进1剂。

三诊：10月26日，诸症消除，大便黄白色，仍臭秽。

处方：自拟方。熟大黄10g，麦冬10g，甘草3g。2剂。

体会：该患儿出生后，未能及时通便下胎毒，泻油导泻未成功，形成初生儿不大便之病。失治后，阳明之腑胃肠不通，胎粪内积化热，胎热上扰清窍因而发生昏迷（新生儿中毒）。肠内燥便不下，未能完全梗阻，故形成清稀臭水自流，即热结旁流。超声波未发现巨结肠，为中医中药治疗提供了重要依据。根据面红，舌质红，苔黄燥，脉象实数，大便臭秽，自利清水等表现，故诊断为肠结。该患者病因清晰，数药即愈。

病案2 陈某，女，28岁，已婚，1989年7月4日来诊。

主诉：上腹部胀痛12h。

病史：3年前，患者突然出现有下腹剧痛，医生诊断为急性阑尾炎。住院后手术切除阑尾，手术后出现肠粘连，经治痊愈出院。出院后稍有不慎，则出现上腹部胀痛，每次需治疗1周，每年发生2次以上。昨天晚上，饮食不慎，22时出现上腹部胀痛。强忍一夜，2h前急到某院就诊，医生诊断为急性肠粘连，建议住院治疗，患者婉拒，前来笔者处求治。患者形体消瘦，表情痛苦，无寒热，出汗不多。上腹部胀痛，拒触，可见瘢痕，恶心欲呕，嗳气无，矢气不通，小便尚可，大便未解。舌质红，舌苔白厚。脉象沉实。

诊断：干霍乱（急性肠粘连）。

辨证：寒热互结，胃肠气壅。

治则：温清并用，顺气通肠。

处方：自拟姜苏实山莱灯油。干姜10g，山楂20g，全紫苏15g，莱菔子20g，枳实10g，灯心草10g，大黄10g，豆油500ml。

用法：将豆油与药物同放锅中，上炉文火煎至药枯，滤出药渣，每服200ml，1次即可。

医嘱：避免食用寒凉刺激性食物。

疗效：服药油200ml，大便通下，疼痛立止，以后再无复发。

体会：盛夏季节，该患者饮食不慎，寒热之邪互结胃肠，合以瘢痕收缩，阴阳清浊之气交相急争，气机窒塞，上下不通，聚于腹部，因而出现痛胀欲吐便闭。

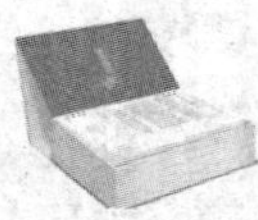

漏肩风（附病案2则）

病案1 张某，女，69岁，农民，1989年10月29日来诊。

主诉：左肩部疼痛，活动受限6年。

病史：6年前，患者夜间搂孙子睡觉，肩部经常受凉，久之出现左肩部疼痛。曾到某院就诊，医生诊断为肩关节周围炎，间断治疗，至今未愈。患者形体偏胖，面色微白，无寒热，无汗，经常头晕，睡眠易醒。左肩关节疼痛，不能上举，不能前伸，肩部有进风感，疼痛无休止，夜间最甚，常常因疼痛而不能入寐，晨起穿衣，梳头困难。饮食一般，二便尚可。血压110/70mmHg。舌质淡红，舌苔白厚。脉象细弱。

诊断：漏肩风。

辨证：正虚邪实。

治则：扶正祛邪。

处方一：独活寄生汤加减。独活10g，桑寄生12g，秦艽10g，防风6g，细辛3g，当归10g，川芎10g，熟地黄30g，红参6g，茯苓15g，姜黄10g。

用法：水煎服，每日1剂。

处方二：肩关节按揉、拔伸、旋摇、抖动。

二诊：11月11日，服药10剂，肩关节疼痛偶有，效不更方，再进10剂。

体会：患者老年女性，气血相对不足，肩关节夜间经常外露，寒凉之气乘虚侵入，邪与气血相搏结，阻塞经络，凝聚肩部，气血不畅，肩关节僵硬、筋挛作痛。寒伏阴伤，故疼痛夜甚。正气不足，不能托邪外出，故邪恋病久不愈。

病案2 刘某，男，78岁，2009年12月4日来诊。

主诉：左肩关节疼痛20余年。

病史：20多年前，患者肩关节因外伤而出现脱臼，手术复位后未曾服药治疗。2年后因受凉出现左肩关节疼痛，病情逐年加重。后到某院就诊，拍片未发现肩关节明显异常，医生诊断为肩关节周围炎，间断治疗，至今未愈。患者形体偏胖，无寒热，晨起多汗，经常头痛头晕，口干不渴，饮食一般，二便尚可。舌质暗红，舌面有瘀斑，舌苔少。脉象涩。检查：肩关节活动受限，前伸上举，左右摆动时疼痛加重。

诊断：漏肩风。

辨证：瘀血阻络。

治则：破血逐瘀通络。

处方一：活络效灵丹加减。土鳖虫6g，炒桃仁10g，红花10g，丹参30g，当归15g，鸡血藤30g，党参20g，制乳香（后下）5g，制没药（后下）5g，姜黄6g。

用法：水煎服，每日1剂。

处方二：肩关节按揉、拔伸、旋摇、抖动。

二诊：12月23日，服药10剂，肩关节疼痛大减，再进10剂，巩固治疗。

体会：该患者肩关节脱位，当时失于调理，导致瘀血内阻。复因病久挟寒，寒瘀合邪阻络，经络不通，因而出现疼痛，舌质暗红，舌面瘀斑，脉象涩等瘀血特征。

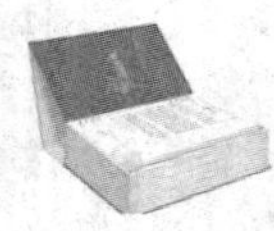

历节病（附病案2则）

病案1 梁某，男，78岁，农民，2000年7月3日来诊。

主诉：腕踝指（趾）关节剧痛50余年，加重10d。

病史：50多年前，寒冬季节，患者参加修建水库劳动，手足经常浸泡水中。次年秋冬季节，腕踝指（趾）关节开始疼痛，在工地医疗所通过针灸治疗，病情有所好转。数十年来，多方求治，病情时好时差，对冯了性药酒敏感。10d前，阴雨连绵，病情突然加重。今来笔者处求治。患者老年男性，形体消瘦，皮肤干燥，两足不能任地，腕踝指（趾）关节可见多个结节，高出皮肤，暗红色，大如红枣，自觉冰冷，温度明显低于正常皮肤温度，结节前肌肉剧烈疼痛，关节活动障碍。平素无寒热，出汗不多，无头痛头晕，昼夜疼痛，夜间更甚，不能入寐。服曲马多片能够维持2h，口干口渴，但是饮水不多，食量一般。大便时溏时结，小便尚可。舌质暗红，苔白厚浊。脉象濡数。体温36.5℃，血压120/80mmHg。

诊断：历节病。

辨证：寒湿化热。

治则：散寒除湿，佐以清热。

处方一：自拟方。秦艽20g，炒苍术20g，蚕沙10g，盐补骨脂6g，菟丝子20g，厚朴10g，陈皮10g，云木香6g，焦山楂20g，藿香10g，薏苡仁60g，炮穿山甲（代）5g，皂角刺15g，白芷10g，黄柏炭6g。

用法：水煎服，每日1剂。

处方二：曼陀罗子嚼服，早晚各3粒。

处方三：每次选两个结节，常规消毒，局部麻醉，圆针点刺，放出液体灰白色半透明，如玻璃纤维状物些许，局部消毒包扎，3日1次。

二诊：7月16日，服药10剂，疼痛大减，结节变软，多个小结节聚合为一个大结节，一诊方法继用。

三诊：8月30日，疼痛轻微，双足已能任地，结节变小，食后作胀，口干，能远视，不能近视，考虑为曼陀罗子抑制了腺体分泌及扩瞳所致，继服中药10剂，曼陀罗子减为2粒。

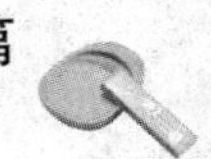

四诊：9月16日，已能拄杖自行，食后仍胀，较前为轻，续服10剂，巩固治疗。

疗效：患者此后除梅雨季节仍出现疼痛加重现象，但是稍服布洛芬数日既能缓解。

注：曼陀罗子具有阿托品的扩张血管，改善微循环，解痉止痛作用。也有抑制肠胃蠕动作用，故出现食后腹胀，扩大瞳孔出现能远视，而近视模糊。抑制腺体分泌故口干加重。结节中医认为是痰浊凝结所致，放液可见灰白色半透明状毛玻璃样变性。该结节一旦玻璃样变性，消散困难，故采用穿刺放液消散。

体会：患者在寒冬季节，手足浸泡水中，感受寒湿，深居关节，郁而化热。盛夏季节，阴雨连绵，内外合邪，因而症状加重。久病不愈，与瘀血痰浊等合邪，阻于经络，形成结节，故结节前端疼痛为主。

病案2 傅某，男，44岁，个体，2007年2月9日来诊。

主诉：壮热，全身关节疼痛1年余。

病史：1年前，盛夏季节，患者在潮湿环境中工作，常常冷水洗浴。逐渐出现发热，全身骨节疼痛，即到某院就诊，通过检查医生诊断为类风湿。住院治疗20余天效果不著，后经过多方治疗，至今未愈。患者形体一般，面色暗红，行走困难，两手不能持物。持续性发热，全身骨节疼痛不休，白天腋温38～39℃，起床前腋温39～40℃，服布洛芬出大汗，汗后发热可减轻1℃，但是汗后身较冷。食欲差，食量少，口渴多饮。夜尿2次，大便干燥，3日一行。舌质淡红，舌苔薄白。脉象浮数。血沉报告未见到。

诊断：历节病。

辨证：风湿化热。

治则：清热化湿，通络止痛。

处方：自拟知柏附地全参汤。知母炭10g，黄柏炭10g，附子（先煎30min）10g，生地黄30g，全蝎9g，炒苍术12g，前胡10g，石膏20g，当归10g，炒杏仁10g，炒桃仁10g，茜草15g，红参6g，怀牛膝6g，大黄6g。

用法：水煎服，每日1剂。

二诊：3月1日，服药10剂，体温普降1℃，出汗减少，汗后身冷减轻，全身骨节疼痛未减，效不更方再服10剂。

三诊：3月23日，白天体温降至37.3℃，出汗较少，汗后微微身冷，全身骨节疼痛大减，大便日行1次，上方减大黄10剂。

四诊：4月15日，发热已退，服布洛芬则出汗，汗后全身未觉冷，骨节疼痛不著，可以胜任一般工作，停服布洛芬。全蝎30g，焙黄分30次嚼服。

体会：该患者盛夏季节，经常使用冷水洗浴，导致寒湿内侵，正邪交争，因此出现发热骨节疼痛。久治不愈，寒湿郁而化热，蒸腾津液，故壮热，口渴多饮，脉象浮数。过多服用布洛芬发汗，导致汗后阳虚，汗后身冷。

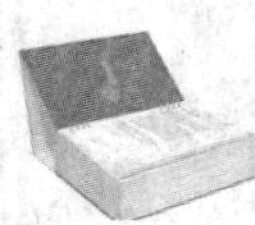

骨痹（附病案1则）

病案 高某，男，44岁，司机，2012年6月14日来诊。

主诉：双髋关节疼痛半年余。

病史：患者银屑病病史10余年，间断使用曲安奈德治疗。半年前，双髋关节疼痛，不能行走，遂到某院就诊。某院医生通过CT检查，诊断为股骨头坏死。坚持服药治疗，至今未见明显好转。今来笔者处求治。患者形体一般，怕热无汗。双髋关节疼痛，昼夜如此，不能下蹲，髋关节活动后疼痛加重。口干不欲饮，泛吐酸水，食欲佳，食量可。小便尚可，大便每日1次，不成形。检查：双下肢浮肿，按之凹陷难起，皮损遍布全身，暗红色，不规则，增厚脱屑，瘙痒较甚，十指甲均有月牙线，不清透。舌质暗红，舌苔白厚，舌下脉络暗黑色。脉象缓涩。

诊断：骨痹。

辨证：肾虚血瘀。

治则：补肾活血止痛。

处方：自拟肉龟四物三土汤。生地黄20g，熟地黄20g，肉苁蓉10g，烫龟甲（先煎）20g，当归10g，川芎10g，土鳖虫10g，三七5g，赤芍15g，炒黄柏炭8g，炒王不留行子10g，制远志10g，建泽泻8g，砂仁3g。

用法：水煎服，每日1剂。

二诊：7月2日，服药10剂，未见动静，考虑骨痹难速愈，再服10剂。

三诊：7月25日，疼痛未减，但是下肢浮肿明显消退，大便已成形，药已

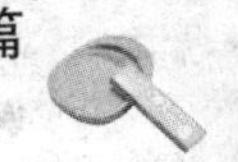

中的，续服 10 剂。

四诊：8 月 17 日，疼痛未减，下肢浮肿完全消退，气力大增，迭进 10 剂。

五诊：9 月 6 日，髋关节疼痛未作，为巩固疗效，患者索 20 剂带走。

体会：银屑病患者，不规则使用外源性糖皮质激素，该激素可调动全身体液脂肪向心性移动，可能引起供应股骨头的血脉受压，血行受阻，形成局部血瘀。骨细胞因出现缺血导致坏死，久之骨质受到破坏。临床出现髋关节固定性疼痛，口干不欲饮，舌质暗红，舌下瘀脉，脉象缓涩等一系列表现，皆为瘀血征象。中医学认为，肾主骨生髓，因此补肾也是治疗该病的重要基础。方中生地黄、熟地黄、肉苁蓉、龟甲滋阴养肾。当归养血补充阴源。土鳖虫、川芎、三七、赤芍、王不留行子活血化瘀，通络止痛。黄柏、远志、泽泻降骨肾虚热，泽泻兼利水消肿。砂仁防地黄滋腻太过。

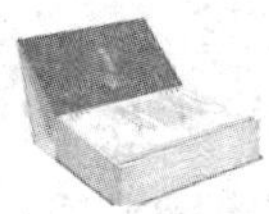

中风后遗症（附病案 1 则）

病案 田某，男，63 岁，农民，1998 年 9 月 21 日来诊。

主诉：中风 2 个月，右下肢至今不能站立。

病史：患者高血压病史 10 余年，间断服药复方利血平片治疗。2 个月前，突然出现口眼㖞斜，右半身不遂，急到某院急诊，医生诊断为脑血管意外，住院治疗 20 余天，病情稳定，头面上肢恢复正常，下肢无明显改善。出院后，服药至今，同时针灸推拿，收效甚微。患者，老年男性，面色白，两颧暗红，语言不利。无寒热，白天自汗。经常头痛头晕，睡眠差，多梦。饮食一般，二便尚可。舌质暗红，舌苔白厚。脉象缓涩。右下肢屈伸无力，不能行走，血压 140/90mmHg。

诊断：中风后遗症。

辨证：气阴两虚，脉络瘀阻。

治则：补气养阴，活血通络。

处方：自拟芪膝乌蛇汤。黄芪 30g，何首乌 15g，枸杞子 30g，当归 15g，炒桃仁 10g，红花 10g，防风 10g，白芷 10g，川芎 10g，全蝎 10g，天麻 10g，炒白僵蚕 20g，乌梢蛇 30g，盐杜仲 30g，牡丹皮 15g，光木瓜 15g，怀牛膝 6g。

用法：水煎服，每日1剂。

医嘱：饮食宜清淡。.

二诊：9月25日，服药3剂，未见动静，守方继用3剂。

三诊：9月30日，右下肢可以自行屈伸，效不更方，续服3剂。

四诊：10月15日，患者可自己扶杖站立，后连服9剂，临床告愈。

体会：患者老年男性，气血渐衰，气不摄阴，阴虚阳亢，故经常头痛头晕，自汗。间断服用降压药，未遵医嘱规范服药，导致风阳内动，挟痰走窜经络，脉络不畅，出现中风。久病不愈，气虚不能帅血，气虚血瘀，脉络痹阻，下肢不用。故补气养阴，活血通络，息内风，疏外风合而施治。

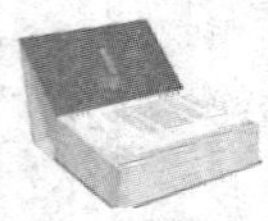

形体过胖（附病案2则）

病案1 李某，女，47岁，已婚，个体，2013年4月9日来诊。

主诉：体重渐进性增加8年。

病史：8年前，患者感觉体重增加不少，虽然经常节食，但无助于事。服过不少减肥药，效果不著。病体重渐进性增加，5年前，曾到某院就诊，检测报告血脂较高，轻度脂肪肝。间断治疗，至今未愈。患者身高1.68m，体重102kg。夏天怕热，冬天怕冷，白天自汗，晨醒必汗，身体沉重。烦躁失眠，经常头痛头晕，右胁胀痛，嗳气不畅。口渴多饮，无夜起，大便尚可。月经周期尚准，量多色鲜红，有大块，经前两乳胀痛。舌质红，苔白厚。脉象沉弦。血压150/100mmHg。

诊断：形体过胖。

辨证：肝脾失调。

治则：调和肝脾，化痰消脂。

处方：四逆散合二陈汤加减。醋柴胡20g，白芍20g，炒枳壳15g，醋香附20g，炒川楝子6g，旱半夏10g，制远志10g，女贞子10g，焦山楂30g，茯苓30g，陈皮15g，炒桃仁10g，土鳖虫10g，红花10g，云木香6g，沉香（后下）3g。

用法：水煎服，每日1剂。

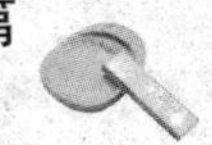

医嘱：控制油脂摄入量，清淡饮食。

二诊：5月25日，服药10剂，体重明显减轻，睡眠转佳，两乳经前仍胀，索20剂。

三诊：8月6日，体重87kg，右胁胀痛未作，经前两乳微胀，又索20剂。

体会：患者情志失调，肝气郁结，阻于经络因而出现胁痛，经前乳胀，脉象沉弦。肝郁乘脾，脾失健运，聚湿生痰，痰湿之邪与气血膏脂凝结，阻塞经络不散，因而形体过胖。

病案2 白某，女，29岁，已婚，个体，2001年8月30日来诊。

主诉：体重逐渐增加3年。

病史：3年前，患者育后不久，感觉体重迅速增加，未重视。断乳后体重依然不断增加，曾到某院就诊，医生诊断不详，建议节食观察，服过不少减肥药，用药时有效，停药后症状依然。患者身高1.57m，体重85kg，面色暗红。怕冷，出汗少。经常头痛，腰背疼痛，胸闷气短。食欲佳，食量大，口淡不渴，二便尚可。舌质淡红，舌苔白厚。脉象数弱。

诊断：形体过胖。

辨证：阳虚津盛。

治则：助阳发汗。

处方：千金独活寄生汤加减。独活10g，桑寄生15g，桂枝6g，细辛3g，秦艽8g，防风6g，杜仲炭20g，党参10g，茯苓30g，炒桃仁10g，红花10g，薏苡仁30g。

用法：水煎服，每日1剂。

医嘱：饮食宜清淡。

二诊：9月10日，服药10剂，出汗明显转多，体重略有减轻，效不更方，再进10剂。

三诊：9月30日，体重77kg，索10剂巩固治疗。

体会：该患者产后护理失当，哺乳期，厚味调养偏颇等因素，导致脾胃损伤，脾阳不足，运化失司，津液代谢障碍，汗液排泄不畅，津液集聚，出现体重增加。故使用助阳发汗之法试治，结果理想。

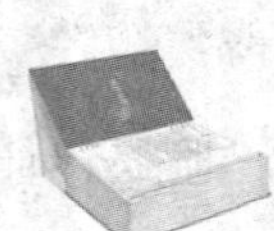

头痛（附病案6则）

病案1 江某，女，46岁，已婚，个体，2007年8月10日来诊。

主诉：头痛2个月余。

病史：2个月前，患者手足麻木，服中药数剂，进而出现头痛。曾到某院就诊，多项检查未发现明显异常，医生诊断不详，给予药品数种口服，至今未见明显改善。患者形体一般，面色潮红。怕冷，晨起易出汗。头痛以前额部为主，触及头发则出现头痛，睡眠可，白天不困。饮食一般，二便尚可。舌质暗红，舌苔白厚。脉象弦。月经已经闭止，血压140/90mmHg，血糖6.0mmol/L。

诊断：头痛。

辨证：肝阳上亢。

治则：平肝潜阳。

处方：天麻钩藤饮加减。天麻20g，钩藤（后下）20g，茯神20g，桑叶8g，墨旱莲15g，女贞子12g，当归12g，川芎10g，赤芍10g，生白芍20g，炒桃仁10g，红花10g，怀牛膝6g，石决明（先煎）20g，枸杞子20g，肉苁蓉10g，建泽泻10g。

用法：水煎服，每日1剂。

二诊：9月22日，服药10剂，头痛偶有，怕冷症状大减，晨起未再出汗，今索10剂续服。

体会：该患者病前手足麻木，一般认为气虚则麻，血虚则木，补气养血无可争议。服药后出现头痛，可能药性偏过。导致肝藏阳气偏亢，气血盛于上，故面色潮红，头痛，头发触痛。久病必瘀，脉络失畅，故舌质暗红，晨起出汗。脉象弦肝脉之象。

病案2 秦某，女，71岁，1986年4月11日来诊。

主诉：前头痛1个月余。

病史：1个月前，患者衣着不慎，出现发热头痛，即到某所就诊，医生诊断为感冒。给予肌内注射药物，口服药片治疗。后发热渐退，头痛未除间断，服药至今未愈。患者老年女性，体格尚健，面色暗红。无寒热，不出汗，鼻塞声重，涕浊量少。头痛固定于前额部，咳嗽牵引疼痛。口苦口干微渴，食欲

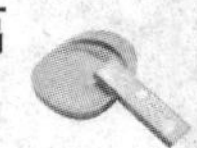

差，食量少，二便尚可。舌质红，舌苔白厚腻。脉象浮大。体温 36.6℃，血压 140/90mmHg。

诊断：头痛。

辨证：寒郁化热。

治则：散寒除湿，兼清里热。

处方：九味羌活汤加减。羌活 10g，防风 10g，川芎 20g，白芷 20g，黄芩 8g，生地黄 20g，炒桃仁 10g，红花 10g。

用法：水煎服，每日 1 剂。

二诊：4 月 15 日，服药 2 剂，头痛锐减，效不更方，再进 2 剂。

体会：该患者外感风寒湿邪，久治不愈，郁而化热，故舌质红，舌苔白厚。邪于气血搏结，气血失畅，故面色暗红。热蕴于内，蒸腾胆气，故口苦口干。

病案 3 王某，男，18 岁，学生，1987 年 7 月 23 日来诊。

主诉：右太阳穴疼痛伴呕吐时许。

病史：患者晨起未进餐，随父亲下地劳动，由于天气炎热，汗出不断。1h 前，患者突然右太阳穴疼痛，继之出现呕吐，急来笔者处就诊。患者面色苍白，多汗，倦怠乏力，意识清晰，口干口渴，无尿，今日未大便。舌质红苔少，脉象细弱。测体温 35.7℃，血压 90/60mmHg，口唇四末淡白，未见发绀，眼球弹性差。

诊断：头痛。

辨证：气津两虚。

治则：补气育津，敛汗固摄。

处方：自拟方。白糖 100g，食盐 9g，开水 800ml 冲开，凉水 200ml 兑服。

疗效：未及 20min，患者太阳穴疼痛减轻，体力恢复，汗出逐渐减少。

医嘱：注意休息、防暑。

注：盛夏季节，开水需要较长时间变凉，故兑凉水救急，别无他意。

体会：该患者过度饥饿，汗出过多，强力劳作，中气大伤。气血津液，不足以供给于脑髓生理需求，故突然出现头痛，面色苍白，全身乏力，颇似属于晕厥的前兆。

病案 4 张某，男，33 岁，农民，1989 年 8 月 7 日来诊。

主诉：后头痛伴恶心 0.5h。

病史：盛夏季节，第三代棉铃虫大量繁殖，一般农药效果不著，患者购得农药呋喃丹进行喷洒。上半身赤裸，未有进行任何防护，并违反操作规程前行喷洒，由于天气炎热，汗出过多，患者常用毛巾拭汗，0.5h 结束。回家途中，到河边冲洗，浴后感觉恶心，后头痛，急来笔者处就诊。患者形体健壮，面色苍白，无寒热，汗出不断，后头痛，恶心。无饮食不节、不洁史，无腹泻。检查：眼压正常范围，抬颈试验阴性，体温 36.0℃，血压 100/60mmHg。

诊断：头痛。

辨证：有机磷农药中毒（轻度）。

治则：解磷排毒。

处方：自拟方。莨菪子 4 粒嚼服，食盐 9g，白糖 100g，兑开水 1000ml 饮用。

疗效：大约 15min，患者恶心症状缓解，20min 汗出明显减少，40min 头痛解除。

体会：该患者有有机磷农药接触史，有早期中毒表现，病因清晰，解磷排毒即可。

病案 5 田某，女，66 岁，农民，2017 年 4 月 27 日来诊。

主诉：头痛 1h。

病史：2h 前，患者下地种花生，下种前需要对花生种进行处理，购得农药毒死蜱，用双手抄拌，下地后，大约 0.5h，出现手痒，起风团，即到某所就诊，医生诊断为荨麻疹，给予特非那定口服，药后痒止。1h 前出现头痛，两手发热，继之又出现全身发热，即测腋温 37.0℃，特来笔者处就诊。患者面色暗红，无寒热，有汗不多，头痛，位置以两侧为主。两手发热感，痒感不著。瞳孔等大等圆，抬颈试验阴性，眼压正常范围。

诊断：头痛。

辨证：有机磷农药中毒（轻度）。

治则：解磷排毒。

处方：自拟方。莨菪子（嚼服）4 粒，食盐 9g，白糖 100g，冲温开水 1000ml 饮用。

疗效：大约 20min，症状逐渐缓解。

体会：该患者用手直接接触有机磷农药，可谓是鲁莽之举，高浓度的有机

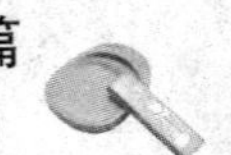

磷农药，直接渗入皮肤，引起中毒是必然，好在地较少，药量少，中毒时间短，中毒程度轻，少药即解。希望药企将毒性标志给予特殊放大，老年人大都花眼。

病案6 靖某，女，37岁，已婚，农民，1987年1月16来诊。

主诉：两颞及前额疼痛20余年。

病史：20多年前，患者出现前额痛，病因忘记，继之又出现两颞部疼痛。曾到某院就诊，多项检查未发现明显异常，间断治疗，至今未愈。患者形体偏胖，面色微红，无寒热，无汗。两颞及前额部固定性疼痛，用毛巾围裹则舒。睡眠可，口微渴，少饮即解，食欲一般，二便尚可。舌质淡红，舌苔白厚。脉象沉缓。血压120/80mmHg。

诊断：头痛。

辨证：寒湿疼痛。

治则：散寒除湿。

处方：川芎茶调散。羌活10g，防风10g，炒苍术10g，细辛3g，白芷20g，川芎30g，黄芩10g，生地黄20g，甘草6g。

用法：煎水泡茶叶频饮，每日1剂。

二诊：1月18日，服药2剂，未见动静，病久难速愈，再服2剂观察。

三诊：1月21日，前额疼痛缓解，两颞疼痛依然，上方加党参30g，熟地黄30g，合欢皮10g，2剂。

四诊：1月24日，前额痛未作，两颞疼痛消失，今索2剂，巩固治疗。

体会：该患者头痛病史20余年，多项检查未发现实质性病变。虽然病因不详，但是疼痛部位固定，喜裹，脉象沉缓等特征明显。考虑外感寒湿，寒凝血阻，气血失畅，阻遏阳明经络，不通则痛。日久挟热，挟气郁，兼有气虚，血虚。

外 科 篇

外科疾病是中医的重要分科，涉猎范围较广，本篇记录了疮疡、皮肤病、乳房疾病、肛门疾病、前阴疾病、烧伤、冻疮等内容。外科疾病虽然诊疗难度较大，但是许多疾病都有一定的规律可循。内科基础十分重要，胆大心细，不怕脏，是医生的基本素质，减少患者痛苦，防止病情危变，医生义不容辞。本篇对单纯疱疹、带状疱疹的诊断诊疗，颇具一格，解决了不少患者多年的疾苦。

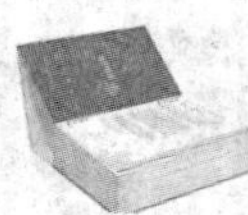

疔（附病案6则）

病案1 孙某，男，20岁，工人，1985年10月20日来诊。

主诉：右手腕后肿痛壮热3d。

病史：5d前，患者新买一块手表，带在右手腕，表一侧发条把在腕后摩擦起一小疱，痒痛交作，几经搔抓，出现破溃，未重视。3d后，突然发热，腕后肿痛，急到某所就诊，医生诊断用药不详，治疗2d效果不著。患者青年男性，面色红赤，发热恶寒，出汗少，头痛身痛，乏力。口渴多饮，小便黄少，大便干燥。舌质红，苔薄黄。脉象弦数。检查：大陵穴处红肿，中心有一小脓疱，绿豆大小，按之疼痛，患处以上可见一条红线沿上肢内侧中线上行至肩下，体温39.0℃。

诊断：红丝疔。

辨证：火毒壅滞。

治则：泻火解毒，凉血消疮。

处方一：五味消毒饮加味。金银花 10g，野菊花 10g，蒲公英 30g，紫花地丁 30g，天葵子 10g，赤芍 15g，生地黄 15g，牡丹皮 10g。

用法：水煎服，每日 1 剂。

医嘱：忌发物。

处方二：如意金黄膏外敷包扎。

处方三：取穴中冲、关冲，针刺放血。

二诊：10 月 22 日，服药 2 剂，患处肿消，红线已退，发热不恶寒，体温 37.1℃，守上方再服 2 剂。外用同上。

三诊：10 月 24 日，发热已退，患处出现溃疡，中心有一白色腐败硬栓，停服中药，外用如意金黄膏包扎。

四诊：10 月 26 日，中心腐败硬栓活动，未脱落，继续使用如意金黄膏。

五诊：10 月 28 日，中心腐败栓脱落，留有较深溃疡，易生肌玉红膏去腐生肌收口。

六诊：10 月 30 日，溃疡渐平，后换药 2 次告愈。

体会：该患者被手表发条把磨伤皮肤，由于爪甲不洁，搔抓后造成局部染毒，早期失治，火毒蕴结，阻于肌肤，气滞血瘀不通，故出现红肿热痛。正邪相争，故出现寒热身痛。毒火炽盛，血凝毒滞则局部痒痛交作。毒注经脉，向心性走窜，因而出现红线一条成疔。火盛伤津，故口渴，尿少，便秘。舌质红，舌苔薄黄，脉象弦数皆为火毒炽盛之象。

病案 2 靳某，男，18 岁，农民，1985 年 10 月 20 日来诊。

主诉：左手掌起红疹肿痛 4d，壮热 2d。

病史：4d 前，患者左手鱼际穴处起一红疹，如粟粒大小，极痒，前天患处被抓破。昨天开始发热，即到某所就诊，医生诊断不详，给予肌内注射针剂，口服药片（名称不详），外用鱼石脂包扎。病情有增无减，今来笔者处求治。患者青年男性，面色红赤，壮热微恶寒，出汗少。头痛头昏，口干饮水不多。大便两日未下，小便黄少。舌质红，苔薄黄。脉象浮滑数。检查：左手掌鱼际穴处有一脓疱，周围红肿焮热，并有一红线从太渊穴处上肩前，未发现皮疹，体温 39.3℃。

诊断：红丝疔。

辨证：热毒瘀滞。

治则：泻火解毒。

处方一：五味消毒饮加味。金银花 30g，蒲公英 30g，紫花地丁 30g，野菊花 15g，天葵子 10g，夏枯草（后下）10g，石防风 15g，赤芍 15g，生地黄 15g，酒大黄 10g。

用法：水煎服，每日 1 剂。

处方二：如意金黄膏外敷包扎。

处方三：取穴少商、商阳、尺泽、孔最，针刺放血。

医嘱：忌发物。

二诊：10 月 22 日，服药 2 剂，体温骤降，肿消，红线减退，大便仍未下，守上方加生大黄 10g，2 剂，外用同上。

三诊：10 月 24 日，发热未作，患处出现溃疡，周缘紫红色，无渗液，大便通下，减生大黄，熟大黄 2 剂，外用生肌玉红膏去腐生肌收口。

疗效：1 周后，患处结痂，临床告愈。

体会：素体蕴热，外感风热邪毒，内外合邪，与气血搏结，毒滞局部，发于肌肤，故局部出血红疹，瘙痒。由于爪甲不洁，抓破后染毒，毒灌经脉，向心性走窜，因而出现红线一条成疔。正邪相争故发寒热，热伤津亏故尿少便秘。舌质红，舌苔薄黄，脉象浮滑数皆为外感风热，内蕴积热之象。

病案 3 盛某，男，25 岁，农民，1986 年 1 月 17 日来诊。

主诉：右腕后上方起皮疹肿痛 3d。

病史：3d 前，患者右腕后上方，起一皮疹，瘙痒。找一缝衣针，自己挑破，当晚患处出现红肿热痛。自服土霉素等药物治疗，至今未愈。患者面红肤白，无寒热，不出汗，无头痛，无身痛，但全身酸软无力。饮食一般，小便尚可，大便秘结。舌质红，舌苔少，脉象细数。检查：内关穴处红肿灼热，中心部位有白色脓栓，触痛，可见一红线上行至腋下，在肘后出现一分支上行较短，体温 36.9℃。

诊断：红丝疔。

辨证：热毒壅滞。

治则：散热解毒。

处方一：自拟方。蒲公英 40g，金银花 15g，玄参 15g，丹参 10g。

用法：水煎服。

处方二：如意金黄膏，外敷包扎。

处方三：取穴少冲、中冲，针刺放血。

医嘱：忌发物。

二诊：1月20日，服药3剂，患处肿消痛减，中心脓栓未脱，周缘紫红色，红丝已退，再服3剂，外用同上。

三诊：1月23日，中心脓栓未脱，停服中药，外用如意金黄膏。

四诊：1月26日，中心脓栓脱落，易生肌玉红膏祛腐生肌收口。

疗效：10日后结痂告愈。

体会：该患者心包经积热，积久化毒，导致远端经脉气血凝聚，血溢脉络，血凝毒滞，发为皮疹，局部作痒。复因针具不洁，挑破染毒，毒注经脉，向心性走窜，因而出现红线一条成疔。

病案4 柴某，男，36岁，农民，1986年1月14日来诊。

主诉：胸部正中痒痛3d。

病史：3d前，患者胸部正中起一小粟疮，色红，痒痛交作，搔抓后红肿扩散，未重视。病情迅速加重，今来笔者处求治。患者无寒热，无汗，无头痛，无身痛。饮食一般，二便尚可。舌质红，舌苔薄黄。脉象弦数。体温36.6℃，膻中穴处红肿，灼热，压痛，无波动感，圆形直径约1cm，中心可见粟粒大小疹点，背后相对应处有红点数个，瘙痒微痛。

诊断：羊毛疔。

辨证：热毒蕴结。

治则：清热解毒。

处方一：五味消毒饮加味。金银花30g，蒲公英30g，紫花地丁30g，天葵子10g，野菊花10g，玄参10g，赤芍10g，生地黄15g。

用法：水煎服，每日1剂。

处方二：如意金黄膏外敷包扎。

处方三：取大椎穴两侧，常规消毒，用尖圆针刺入皮下，挑断白色纤维，消毒后用敷料包扎。

医嘱：忌发物。

二诊：1月19日，服药2剂，后背红疹消退。胸前肿大消，未出现破溃，仍用处方一，处方二。

三诊：1 月 24 日，患处出现溃疡，较浅，停服中药，外用生肌玉红膏包扎。

四诊：1 月 27 日，溃疡结痂，临床告愈。

体会：羊毛疔，民间病名，该患者胸部出皮疹，红肿热痛，而后背对应处也出现红色疹点，胸部搔抓染毒，似疖而无头，似痈而势小，似疔而无溃疡，似疽而无脓头。难寻诱因，考虑疹点位于前后正中线附近，属于任督二脉范畴，病因部位或与二脉相关。故治疗以清热解毒为基础，加入玄参入任督二脉，再以民间挑羊毛疹法治之。

病案 5 马某，男，45 岁，1986 年 9 月 13 日来诊。

主诉：左下肢胫侧肿赤疼痛 3d。

病史：3d 前，患者左下肢胫侧起一小粟疮，瘙痒，几经搔抓而破溃。次日患处红肿热痛，遂到某所就诊，医生诊断用药不详，药后效果不著。今晨发现患处有一红丝上行，急来笔者处求针灸治疗。患者形体一般，面色红赤。微发热，无汗，头身疼痛，乏力，经常口干口苦，食欲差，食量少。小便黄少味臊，大便微干。舌质红舌苔厚黄。脉象弦数。检查：左下肢胫侧，内踝尖上四寸有一肿疡，分币大小，周围红赤，中心部有一豆大脓栓，拒触，可见一红线从患处上行入阴部。

诊断：红丝疔。

辨证：热毒郁肤。

治则：泻火解毒。

处方一：取穴隐白、历兑、商丘，三棱针点刺放血。

处方二：如意金黄膏外敷患处，每日 1 换。

医嘱：忌发物。

二诊：9 月 15 日，发热已退，疼痛大减，红线转淡，继用如意金黄膏换药。

三诊：9 月 29 日，溃疡愈后待脱。

体会：该患者素体湿热内盛，积久化火成毒，湿热毒盛，下肢局部气血凝聚，化腐成脓，形成粟疮。由于爪甲不洁，抓破后染毒，毒流经脉，向心性走窜，因而出现红线一条成疔。

病案 6 马某，男，58 岁，1986 年 8 月 26 日来诊。

主诉：左手掌红肿热痛伴壮热 3d。

病史：3d 前，患者左手掌出现红斑，灼热疼痛剧烈，遂到某所就诊，医生

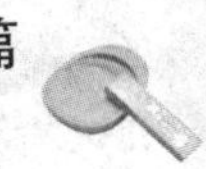

诊断不详，给予青霉素等药物肌内注射，口服药片名称不详。次日出现发热，病情有增无减。患者形体消瘦，寒战壮热，盖被也觉冷，无汗。全身酸痛，乏力，口苦口干，恶心食欲差，食量少。小便黄少，大便干燥。舌质红，舌苔黄燥。脉象数。检查：左手掌红赤肿痛，灼热，痛苦呻吟。体温 39.2℃，未见创伤。

诊断：托盘疔。

辨证：火毒结聚。

治则：清火解毒，消肿止痛。

处方一：黄连解毒汤加减。黄连 10g，黄芩 10g，黄柏 10g，栀子 10g，金银花 15g，防风 6g，蒲公英 40g，甜地丁 30g，赤芍 15g，牡丹皮 15g，天花粉 30g，浙贝母 10，竹茹 20g。

用法：水煎服，每日 1 剂。

处方二：鲜甜地丁去支适量，明矾适量，捣烂，取鸡蛋清些许调稠膏，厚敷患处。

医嘱：忌发物。

二诊：8 月 28 日，服药 2 剂，热退肿减，红斑渐消，上方减防风、竹茹，再进 2 剂。

三诊：8 月 30 日，热退，肿消，红斑已退，续服 2 剂，巩固疗效。

体会：该患者心经火盛，积久化毒，毒火炽盛，侵及劳宫，伤及气血，血溢经脉，出现红斑。毒火炽盛，正邪相争，阻毒于劳宫，故局部出现红肿热痛较剧，寒热身痛。患处皮肤坚韧，不易外透，更易损伤筋骨，因此早期需内外合治，可有效控制疾病进一步发展。

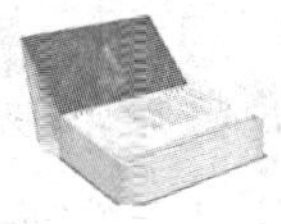

痈（附病案 5 则）

病案 1 宋某，男，32 岁，安装工人，2017 年 6 月 21 日来诊。

主诉：左侧睾丸肿疼 2 个月余。

病史：2 个月前，患者感觉左侧睾丸疼痛，病因不详，未重视。次日发热身痛，左侧睾丸疼痛加重。急到某院就诊，医生检查后诊断为急性睾丸炎。住院静脉滴注药物不详，治疗20余天，效果不著。出院后，坚持服用抗生素，至今未愈。患者形体一般，面色微红，无寒热，易出汗。头有时昏蒙，睡眠佳，饮食一般，二便尚可。舌质红，舌苔黄腻。脉象濡数。检查：左侧阴囊暗红色，肿大如拳头，质硬，中部偏外侧有一溃口，无脓液，另有两处出现脓顶，未溃，触痛，热感不明显。

诊断：子痈。

辨证：湿热挟瘀。

治则：清热利湿，散瘀消肿。

处方一：苍白二陈汤加减。炒苍术15g，炒白术6g，陈皮10g，旱半夏10g，黄柏10g，醋香附20g，炒枳实6g，柴胡6g，薏苡仁60g，炒桃仁10g，红花10g，赤芍10g，皂角刺15g。

用法：水煎服，每日1剂。

处方二：如意金黄散酒调，外敷患处，包扎。

医嘱：忌发物。

二诊：6月24日，服药3剂，出现3处溃口，有稠脓外露，效不更方再进3剂。外用同上。

三诊：6月28日，睾丸肿消近半，疼痛偶有，溃口稠脓未尽，续服3剂，外用同上。

四诊：7月2日，肿不显著，稠脓尚未脱尽，守原方，减皂角刺3剂。

外用：生肌玉红膏祛腐收口。

五诊：7月6日，溃口近平，停服中药，外用生肌玉红膏收口。

体会：该患者素体湿热内盛，乘体虚时侵入肝经，故而出现舌质红苔黄腻，脉象濡数。湿热留阻睾丸，气血壅滞，因而成痈。局部湿热郁而化毒，热毒与气血搏结，化腐成脓。正邪交争，故发寒热。由于早期大量使用具有寒凉性质的抗生素，子痈溃脓期因而迟至。因此助脾运湿，散瘀消肿，透脓颇为对症。

病案2 王某，男，14岁，学生，1988年2月25日来诊。

主诉：脐部红肿热痛7d。

病史：1周前，患者好奇，用手指甲抠挖脐屎，不慎抓破，未曾言讲，当晚摄入小鲈鱼些许。次日，出现发热，脐部红肿热痛，随家长到某所就诊，医生诊断不详，给予头孢类抗生素肌内注射，口服药片名不详，外用黑药膏包扎。

发热逐渐消退，脐部红肿依然。今来笔者处求治。患者寒热已退，有汗不多，饮食一般，二便尚可。检查：体温36.8℃，脐部紫暗，肿大如拳，疼痛不剧，中心有波动感。舌质红，舌苔薄黄。脉象弦数。

诊断：脐痈。

辨证：脓成未溃。

治则：排脓消肿。

处方一：透脓散。黄芪6g，炮穿山甲（代）5g，当归6g，皂角刺10g。

用法：水煎服，每日1剂。

处方二：常规消毒，针刺排脓。

处方三：自拟大地膏外敷包扎。

医嘱：忌发物。

二诊：2月28日，服药3剂，肿消大半，未见脓液再生。停服中药，外用大地膏包扎。

三诊：3月4日，肿消平腹，局部伤口愈合，临床告愈。

注：大地膏（大黄、地榆、黄蜡、麻油）。

体会：患者少年男性，指甲不洁，抓伤脐部肌肤，形成外伤染毒，局部伤口处理不及时，局部气血运行失畅，导致毒聚成痈。复因摄入发物（鲈鱼），使得毒聚内传，营卫失和而出现发热。由于早期大量使用抗生素，以至顺利进入成脓期，脓成熟化液，故疼痛不剧。由于基层不具备手术条件，因此穿刺抽脓，比较可行。

病案3 陈某，男，30岁，2016年9月8日来诊。

主诉：会阴处肿痛3d，发热2d。

病史：患者从事监控工作，长期座位。3d前感觉肛门前方疼痛，未治疗，次日出现发热。遂到某所就诊，医生诊断不详，给予青霉素等药物静脉滴注，口服尼美舒利颗粒。药后汗出热退，接着发热再起，今来笔者处求治。患者壮年男性，体格健壮，面色红赤，发热汗少，不恶寒，头痛身痛。饮食一般，小便黄少、味臊，大便每日1次、黏滞。舌质红，苔黄厚。脉象滑数。检查：肛门前方，会阴处肿大，核桃大小，疼痛难坐，拒触，体温38.0℃，否认有结核病史。

诊断：海底悬痈（肛门内瘘）。

辨证：湿热挟毒。

治则：清热利湿，解毒消痈。

处方：自拟方。威灵仙核20g，金银花15g，蒲公英30g，甜地丁30g，薏苡仁50g，建泽泻10g，槐米20g，赤芍15g，炮穿山甲（代）5g，皂角刺20g。

用法：水煎服，每日1剂。

医嘱：忌发物。

二诊：9月10日，服药2剂，发热消退，患处疼痛大减，上方减金银花再服2剂。

三诊：9月12日，患处肿消，仍有轻痛，再减穿山甲、皂角刺续服2剂。

注：威灵仙核，为威灵仙去除须根的中心部分。

体会：患者长期坐位，久坐伤脾，脾失升清运湿，湿聚生热，湿热内盛，下注肛门，壅滞经络，气血凝滞，因而患处出现红肿热痛。不久血败肉腐，正邪相争，故而发热身痛。小便黄少味臊，大便黏滞。舌质红苔黄厚，脉象滑数，皆为湿热之象。

病案4 李某，男，21岁，1988年6月15日来诊。

主诉：肛门前部肿痛，伴发热3d。

病史：患者有肛裂病史，3d前，摄入海鲜较多，继之出现肛门前部肿痛，并出现发热。后到某所就诊，医生诊断不详，给予青霉素等药物静脉滴注，连续治疗2d，病情有增无减。某院医生建议手术，患者未采纳，特来笔者处就诊。患者形体一般，面色红赤，微恶寒，发热无汗，全身疼痛，乏力。口干口渴，小便黄少，大便秘结。舌质红，舌苔薄黄。脉象弦数。检查：肛门前部肿胀，皮肤微红，剧痛，不能坐，行走困难，拒触。否认有结核病史，体温38.8℃。

诊断：海底悬痈。

辨证：热毒蕴结。

治则：清热解毒，消肿散结。

处方一：自拟方。小群虎50g。

用法：水煎服。

处方二：自拟方。大黄粉适量，麻油调。

用法：外敷患处。

医嘱：忌发物。

疗效：次日热大减，肿痛大消，连用 1 周，临床告愈。

注：小群虎，当地草药，学名待考，数量极少，棵似香茶菜，但是根的颜色为黑褐色。

体会：该患者病前有肛裂病史，过食发物，导致聚毒传毒，毒聚肛门，经络壅滞，气血凝滞，因而患处出现红肿热痛。病情发展，血败肉腐，正邪相争故出现寒热身痛。患者小便黄少，大便秘结，舌质红舌苔薄黄，脉象弦数皆为热毒内盛之象。

病案 5 陈某，女，24 岁，未婚，农民，1990 年 9 月 11 日来诊。

主诉：左三角肌肌肉肿痛 3d。

病史：3d 前，患者不慎着凉，继之出现发热。后到某所就诊，医生诊断为感冒，给予盐酸林可霉素注射液、地塞米松磷酸钠注射液等三角肌肌内注射，药后汗出发热渐退。前天感觉左上肢无力，注射处肿痛，该医生诊断为注射感染，建议热敷。今日症状加重，特来就诊。患者无寒热，左上肢乏力，该侧三角肌肿痛，针孔周围微红，触痛明显，无波动感，体温 36.6℃。

诊断：痈。

辨证：创伤染毒。

治则：解毒消肿，化痰散结。

处方：经验方。明矾 30g，鲜侧柏叶适量，入石臼内捣碎，鸡蛋清调，厚涂患处，包扎。

医嘱：忌发物。

二诊：9 月 13 日，患处肿痛大消，原方再用 2 日。

体会：患者感冒发热，机体御外功能降低，复因注射针具消毒不佳，或为针具注射液内有异物等因素。导致注射部位染毒，染毒后处理不及时，局部气血郁滞，毒聚成痈，患处肿赤疼痛，成脓前期，外用效果较好。

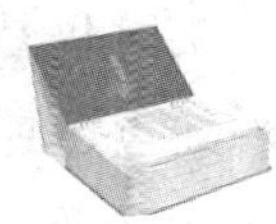

疽（附病案 4 则）

病案 1 王某，男，20 岁，农民，1988 年 3 月 28 日来诊。

主诉：左下腹起包块 2 个月余。

病史：2 个月前，患者左下腹部疼痛，自触有一包块未重视。包块逐渐增大，后到某所就诊，医生诊断不详，给予青霉素等针剂肌内注射，口服药物名称不详，治疗 1 周效果不著。1 个月前到某院就诊，医生建议手术，患者未采纳。今来笔者处求治。患者平素身体健康，很少生病。2 个月来未曾出现恶寒发热，也未有头身疼痛不适感。有时嗳气，饮食一般，二便尚可。舌质淡红，舌苔白厚浊。脉象缓滑。检查：左下腹部腹股沟上下可见一包块，拳头大小，触之微有疼痛，中等硬度，不痒，无波动感，皮肤如常色，活动度良好。

诊断：少腹疽。

辨证：痰浊凝结。

治则：化痰散结。

处方：阳和汤加味。麻黄 5g，熟地黄 80g，炒白芥子 15g，姜炭 6g，肉桂 4g，当归 10g，制乳香（后下）4g，制没药（后下）4g，阿胶（烊化）10g，茯苓 15g，陈皮 10g，甘草 6g。

用法：水煎服，每日 1 剂。

医嘱：忌发物。

二诊：4 月 3 日，服药 3 剂，未见动静，守方继服 3 剂。

三诊：4 月 8 日，包块变软，颇似对症，连服 9 剂，包块消失。

体会：该患者包块发生在左下腹部，诱因不详，症状上即未出现寒热现象，也无化脓征象，不属于痈疾。但是包块位于肌肉深部，暂时未出现化脓现象，是不是属于疽，有待今后验证。根据舌苔白厚浊，脉象缓滑特点，考虑痰浊瘀血相互凝结成块，故选用阳和汤加味治疗。

病案 2 赵某，男，50 岁，农民，2008 年 8 月 29 日来诊。

主诉：左下肢阵发性，彻骨性疼痛 40d，起红点 27d。

病史：7 月 20 日，患者身着短裤喷洒农药，回家后初感左踝前内侧草刺样疼痛，次日出现肿痛。一度诊断为腰椎间盘突出症、带状疱疹，用药极多效果欠佳。8 月 4 日左下肢突然出现红点，极其稠密，某院仍然诊断不详，给予阿昔洛韦等静脉滴注，外用白色药水（药名不详），红点迅速变为黑点，而且不断新生，疼痛更加严重。出院后辗转多家医院，效果不著。今天由好友引荐前来。患者仗拐拄行，表情痛苦，患病以来，无寒热症状，易出汗，左下肢阵发性彻骨性疼痛，剧烈无比，痛不欲生。食欲不振，口干不欲多饮，左下肢怕风，但是不欲穿衣裤，怕凉水，甚至小便溅之也痛苦不堪，皮肤发木，皮下犹如小虫爬行。大便日行 3 次，不成形。小便量少色黄，涩滞不畅。舌质淡白，苔如白积粉。脉象疾而大。检查：左下肢踝关节至膝关节上部漫肿，皮肤紫暗光亮，红色疹点小者如粟，大者如绿豆，周缘环白色圆圈。红点变为黑色的小点后，呈栓性，根深不易脱落，两种小点不痛不痒，不碍手。无溃疡无鳞屑，左足两侧皮肤斜向皲裂微痛。右下肢也有红色小点，量少。

诊断：瘴疽、瘭疽。

辨证：毒瘴结聚，经络瘀滞。

治则：解毒化浊散结，通经活络止痛。

处方一：土茯苓 30g，炒苍术 10g，黄柏炭 6g，板蓝根 30g，制乳香（后下）10g，制没药（后下）10g，蒲公英 15g，甜地丁 15g，薏苡仁 15g，夏枯草（后下）10g，炒桃仁 10g，赤芍 12g，牡丹皮 6g，怀牛膝 3g，独活 3g。

用法：水煎服，每日 1 剂。

处方二：自拟京黄冰香酒。京墨粉 30g，雄黄 10g，冰片 5g，麝香 0.2g，白酒 500ml。混匀后频涂患处。

处方三：麻油煎滚，凉后涂皲裂处。

医嘱：忌发物、茶。

二诊：9 月 1 日，肿痛消减，膝关节消退明显，可见皮纹，药似中的，再服 4 剂。

三诊：9 月 5 日，已经弃拐，夜晚安睡，黑色小点大部分脱落，留有倒圆锥型栓凹。露出淡红色舌尖，积粉退去。再拟清热利湿解毒之法。

处方一：自拟方。川萆薢 20g，忍冬藤 20g，汉防己 10g，秦艽 10g，藿香 12g，黄柏炭 6g，炒苍术 10g，薏苡仁 15g，赤芍 12g，牡丹皮 6g，泽泻 12g，丹参 20g，广地龙 10g，全蝎 3g，茯苓 10g。

处方二：金黄散，蜜调外用。

疗效：9 月 26 日，诸症尽失，临床告愈。

体会：《外科证治全书》认为，瘴疽是感受了山岚瘴气，伏藏于筋骨间，初发黑色，顽痹如木石，如迁延浮肿变青色如拳打之状，寒战似疟。瘭疽初起红点，次变黑色，疼痛应心。《千金要方》认为是外伤感染，毒入肌肤、筋脉所致。两病的病因均被认为是外因，肌肤染毒，侵入筋脉，病位在膜原结聚，病性为湿热，特点为彻骨性疼痛，初起红点，次变黑点，方剂均以不换金正气散为主治疗。该患者发生于盛夏季节，庄稼禾苗膝高，裸露下肢，防护失当，违背了操作规程。导致农药以气体（瘴气）或毒物直接接触，侵入肌肤。由于胫骨前缘肌肉薄弱，毒邪迅速侵入筋脉。多方诊断失误为中医后来的诊断提供了重要依据，早期抗生素的大量使用，也使得局部病情未发生严重的全身传变。总之，盛夏季节，患者局部感受秽浊不正之气，毒染下肢裸露肌肤，毒邪壅盛，伤及肌肉筋脉与气血相搏于膜原，邪正相搏，故苔白如积粉，脉搏疾而大。毒邪内盛，伤及血分，血渗脉外形成红色疹点，红色疹点因热毒所腐，迅速转变为黑色疹点。由于胫骨前缘肌肉薄弱，毒邪迅速侵入筋脉，气血运行严重受阻，故皮肤紫暗光亮，形成彻骨性疼痛。湿盛则溏泄，热盛也格阴，故下肢怕冷却不愿着衣。邪久伏于半表半里，故疼痛呈阵发性。方中土茯苓、苍术、薏苡仁、泽泻化浊利尿排浊，板蓝根、蒲公英、甜地丁、黄柏、夏枯草清热解毒，乳香、没药、桃仁、红花、赤芍、牡丹皮活血通络而止痛，独活、牛膝引药下行。外用雄黄软坚散结而解毒，香京墨、冰片、麝香借酒祛腐通脉止痛。

病案3 王某，男，20岁，农民，1988年2月18日来诊。

主诉：脐周肿痛13d。

病史：13d前，患者脐周肿痛，病因不明，即到某所就诊，医生诊断不详，给予青霉素等静脉滴注，未间断治疗，肿块至今未消。患者形体一般，无寒热，无汗，无头痛头晕及身痛。饮食一般，二便尚可。舌质淡红，舌苔薄白。脉象缓。检查：脐周肿痛，5cm大小，色白，质中，无波动感，触痛不著。

诊断：脐疽。

辨证：寒痰凝滞。

治则：温阳散寒，化痰消肿。

处方：小金丹2粒。

用法：每晚饭后，温黄酒送服1粒。

医嘱：忌发物。

二诊：2月22日，包块溃破，渗液些许，肿消大半。

处方：五倍子适量。

用法：上药焙黄，研粉，温水调敷患处。隔日1换。

疗效：1周后肿消，溃疡结痂。

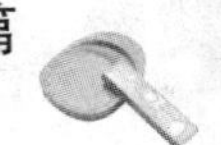

体会：该患者青年男性，脐周肿痛，病因不详。但是发病以来，无寒热，肿痛而不赤，历经13d，也无波动感，无全身症状，舌质淡红，舌苔薄白，脉象缓。似阳非阳，似阴非阴，因此考虑为阴疽。

病案4 杨某，女，24岁，未婚，1998年5月4日来诊。

主诉：左耳前漫肿3个月余。

病史：3个月前，患者感觉左耳前肿大，病因不详。后到某院就诊，医生诊断不详，间断治疗至今未愈。患者形体一般，无寒热，出汗少。饮食一般，二便尚可，月经周期尚准，量中，经期无明显异常。舌质淡红，舌苔薄白。脉象缓。检查：左耳前漫肿，皮肤无红赤，质偏中，无波动感。

诊断：耳前疽。

辨证：寒痰凝结。

治则：温阳散寒，化痰散结。

处方：小金丹6粒。

用法：每晚饭后服1粒，温黄酒送服。

医嘱：忌发物。

二诊：5月13日，肿消大半，继服小金丹5粒。

体会：该患者为青年女性，病因也是不详，与前例相似，临床诊断为疽，使用小金丹效果良好。

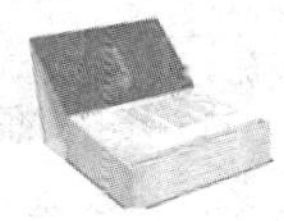

丹毒（附病案1则）

病案 李某，男，18个月，1992年11月28日来诊。

主诉：两耳赤肿灼热起水疱2d。

病史：患儿足月剖宫产，出生后未及时下胎毒。昨天早上，患儿出现哭闹，测体温未见升高。中午两耳出现红赤肿硬，灼热，即到某所就诊。医生诊断用药不详，今天病情有增无减，特来笔者处求治。患者形体一般，无寒热，出汗少。两耳红赤肿硬，灼热，形如云片，边缘隆起，界限分明，红斑表面布有多个水疱，拒触，耳后淋巴结肿大。饮食一般，二便尚可。舌质红，苔薄白。脉象数，体温36.8℃。

诊断：丹毒。

辨证：内蕴胎毒，外感风热。

治则：疏风清热，凉血解毒。

处方一：自拟柽柳竹叶地丁汤。柽柳 10g，淡竹叶 5g，甜地丁 20g。

用法：水煎频服。

处方二：自拟方。黄柏 30g，板蓝根 20g，赤芍 20g，马兜铃 10g。

用法：水煎洗患处。

医嘱：忌发物、豚脂。

二诊：12 月 1 日，服药 2 剂，红斑消退近半，水疱破溃已经结痂，上方再进 2 剂。

体会：该患者出生后胎毒未下，外感风热邪毒，郁阻于头面，外越肌肤受阻，发为红斑肿热疼痛，邪毒郁阻较甚，故局部淋巴结肿大触痛。

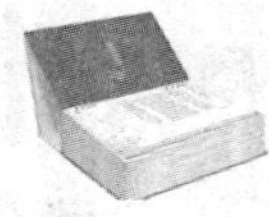

乳疾（附病案 3 则）

病案 1 张某，女，23 岁，哺乳期妇女，1997 年 2 月 8 日来诊。

主诉：孕期两乳头肿痛半年余。

病史：半年前，妊娠中后期，患者两乳头肿痛，病因不明。后到某院就诊，医生诊断用药不详。1 周前，足月顺产，因乳头肿大，新生儿无法吸吮，故来笔者处求治。患者形体偏胖，面色红润，无寒热，出汗多。经常头昏，睡眠佳。饮食一般，二便尚可。舌质红，舌苔黄厚。脉象弦数。检查：两乳头肿大，犹如紫色葡萄，拒触。

诊断：内吹。

辨证：肝经郁热。

治则：清肝散火。

处方：龙胆泻肝汤加减。龙胆草 6g，栀子 12g，黄芩 12g，柴胡 3g，建泽泻 20g，车前子（包煎）15g。

用法：水煎服，每日 1 剂。

医嘱：忌发物。

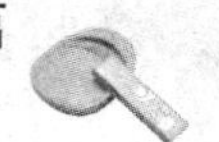

二诊：2月10日，服药2剂，肿消大半，叙其苦难耐，再服2剂，加糖矫苦。

体会：妊娠中晚期发生的乳痈称为内吹。该患者妊娠期无故出现两乳头肿痛，结果西医治疗，病情得到有效控制。但是治疗不彻底，导致产后不能哺乳。考虑乳头为足厥阴肝经所属，患者舌质红，舌苔黄厚，脉象弦数，一派肝郁内热表现，因此辨证为肝经郁热。

病案2 王某，女，37岁，已婚，农民，1989年10月23日来诊。

主诉：右乳房手术后不敛10余年。

病史：10余年前，患者右侧乳房内出现肿痛，遂到某院就诊，医生诊断不详。给予药物静脉滴注，治疗半个月，未能消散，然后用针管抽放许多液体，伤口经常流液，至今未愈。患者无寒热，出汗少，饮食一般，二便尚可。舌质淡白，舌苔白厚浊。脉象沉缓。检查：患处位于右乳房部，核桃大小，质中，不痛，不痒，不红，溃口色白凹陷渗液清晰，周缘紫黑色，否认有结核病史。

诊断：窦道。

辨证：寒痰凝滞。

治则：温化寒痰，祛腐生肌。

处方一：小金丹7粒（粒重3g）。

用法：每晚饭后，服1粒，温黄酒送服。

处方二：常规消毒，生肌玉红膏外用。

医嘱：忌发物。

二诊：11月1日，肿块大消，连服10粒，肿块消失，创口愈合，临床告愈。

注：该例并非痨性乳漏，乃是手术后出现的久不愈合性窦道。

体会：该患者初期患有乳痈，治疗比较及时，但是未能消散，基层医生消毒不慎，术后治疗失当，导致创口不能愈合。久病无火，久病多瘀。考虑患处不痛、不痒、不红，溃口凹陷，渗液清稀舌质淡，舌苔白厚浊，脉象沉缓，无结核病史，颇似寒痰凝滞，因此使用小金丹试治。

病案3 张某，女，22岁，已婚，农民，1988年5月6日来诊。

主诉：左乳房下起一结节半年余。

病史：半年前，患者发现左乳房下起一肿块，十分害怕。后到某院就诊，医生诊断不详，建议手术切除。患者家属婉拒，间断服药治疗，至今未愈。患者形体偏胖，育有二子。平素无寒热，出汗不多，饮食一般，二便尚可。舌质淡红，舌苔白厚。脉象沉缓。检查：左侧乳房下有结节一枚，杏核大小，不痛不痒，无热感，活动度良好，质中，触之不痛。

诊断：乳核。

辨证：寒痰凝结。

治则：温阳散寒，化痰散结。

处方：小金丹 7 粒。

用法：每晚饭后服 1 粒，温黄酒送服。

医嘱：忌发物。

疗效：2 个月后来叙，虽说药价格偏高，但是物有所值。

注：中医把乳分为乳头、乳晕、乳房，没有像西医分象限。

体会：该患者已婚育龄期女性，病前无明显不适，发病原因不详。根据患者舌质淡红，舌苔白厚，脉象沉缓，乳核不痛不痒，活动度良好，触之不痛等临床表现，考虑为寒痰凝结，阻于阳明之络，与气血互结不散形成乳核。

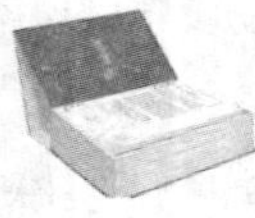

单纯疱疹（附病案 6 则）

病案 1　梁某，男，4 岁，1994 年 8 月 2 日来诊。

主诉：发热 5d，口腔起疱疹 2d。

病史：5d 前，患儿突然发热，遂到某所就诊，医生诊断不详，给予盐酸林可霉素注射液、地塞米松磷酸钠注射液、复方安林巴妥注射液肌内注射，口服药片数种。2h 后热退，夜间发热再起。次日到某院求诊，经过血液检验，医生诊断为病毒性感染，静脉滴注药物不详。前天患儿出现哭闹，拒食，医生检查后发现口腔出现疱疹，治疗至今，未见明显好转。今来笔者处求治。患儿发热，多汗，无涕微咳，面色微红，口唇干燥，微渴。小便尚可，大便干燥，3 日未解。舌质红，舌苔黄厚浊。体温 37.8℃，口腔、咽喉疱疹较密，绿豆大小，浆液清，周围红赤。

诊断：单纯疱疹。

辨证：肺胃风热。

治则：疏风散热，解毒消疮。

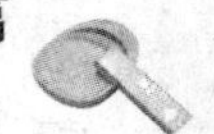

处方一：自拟方。姥姥瓢（焙焦研粉）20g，明矾（研粉）10g。

用法：吹口腔咽喉。

医嘱：忌发物。

处方二：清天河水清大肠、泻承山、泻七节骨、泻鱼际、泻大椎。

疗效：2h后，患儿进水，进食，大汗出，热大减。次日继续治疗1次，临床告愈。

注：姥姥瓢即地梢瓜的果实，具有清热降火，补气通乳，利尿生津等作用，外用治疗口腔溃疡，临床运用，效果较理想。

病案2 王某，男，23岁，农民。1987年6月21日来诊。

主诉：脐部右上方痒痛起疱疹7d。

病史：7d前，患者突然脐部右上方痒痛，病因不详，几经搔抓后出现红斑，次日出现疱疹。后到某所就诊，医生诊断用药不详，治疗6d，至今未愈。患者青年男性，体格健壮，面红怕热，出汗较多。口苦口微渴，饮食一般。小便黄，味臊，大便尚可。舌质红，舌苔黄腻。脉象弦数。检查：脐部右上方可见直径5cm大小暗红斑，布有紫黑色疱疹。该疱疹灼热疼痛，质硬，绿豆大小，群集，未溃，无牵涉痛，未出现蔓延，体温36.6℃。

诊断：单纯疱疹。

辨证：湿热蕴结。

治则：清热利湿，解毒消疮。

处方一：龙胆泻肝汤加减。龙胆草2g，小山栀10g，黄柏10g，柴胡2g，生地黄15g，车前子（包煎）15g，滑石10g，当归5g，怀牛膝5g，赤小豆60g，土茯苓30g，蒲公英30g，紫花地丁30g，地肤子20g。2剂。

用法：水煎服，每日1剂。

处方二：如意金黄散1包。

用法：浓茶调敷，包扎，每日1换。

医嘱：忌发物、辣椒、酒、茶。

二诊：6月23日，痛势大减，疱疹已溃，基底紫黑，效不更方，上方继用2d。

疗效：半个月后遇见，已愈。

体会：患者湿热内盛，外感风热邪毒，诸邪相搏，郁于肌肤而发。湿热内蕴，循经上蒸则口苦，下注膀胱则尿黄味臊，热毒炽盛则灼热疼痛、疱疹紫黑。苔黄腻、脉象弦数皆湿热内盛之象。故方选龙胆泻肝汤加减清热利湿解毒，如意金黄膏解毒消疮。

病案3 董某，女，66岁，2016年8月6日来诊。

主诉：右膝上方起疱疹2个月，溃后久不收口。

病史：2个月前，患者右膝上方突然发生痒痛，搔抓后出现疱疹。次日前往某院就诊，皮肤科医生诊断为单纯疱疹。内服外用药物不详，效果不著。又输液治疗5d，疱疹溃破，溃后治疗至今，病情有增无减，特来笔者处求治。患者老年女性，面色㿠白，声音低。无寒热，自汗多，经常头痛头晕，失眠多梦，气短乏力。饮食偏少，口干不渴。小便频、量多、色白，大便不成形。舌质淡红，苔薄白。脉象缓弱。餐后2h血糖10.60mmol/L，血压180/100mmHg。右膝上方前外侧可见一处溃疡，深达肌层，周缘皮肤淡红，渗流清水不断，基底腐肉难脱，无新鲜肉芽生成。

诊断：单纯疱疹。

辨证：脾气虚弱，湿毒久恋。

治则：补气托毒，祛湿敛疮。

处方一：自拟方。太子参10g，黄芪20g，炒白术6g，炒苍术10g，厚朴3g，茯苓20g，藿香12g，当归6g，鸡血藤15g，红花10g，陈皮10g，甘草3g。3剂。

用法：水煎服。

处方二：自拟方。老鸹嘴适量，炒焦研粉。

用法：常规消毒，紫草油调敷，包扎，隔日1换。

医嘱：忌发物。

二诊：8月10日，服药3剂。渗出明显减少，基底腐肉未脱，效不更方，再进3剂。

三诊：8月14日，渗出停止，基底红润，中药停服。

处方：生肌玉红膏，收口。

四诊：8月20日，溃疡肉芽生成旺盛，生肌玉红膏继用。

疗效：4日后完全愈合。

注：老鸹嘴当地草药，与菊科植物鸦葱同属并相似。

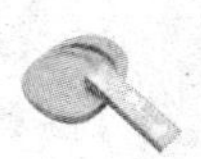

体会：患者老年女性，脾气素虚，脾失健运，湿邪内盛。复因外感邪毒，两邪相搏，郁于肌肤而发疱疹。脾虚气血生化无源，无力上荣故面色㿠白，声低，气短乏力。气虚失固则自汗多，脾不健运，湿困脾阳，则头痛头晕，脾虚运化无权，不能托毒外出，故溃后流清水，溃疡周缘淡红，久不收口。故选四君子汤，除湿胃苓汤加减托邪外出，毒尽而病自愈。

病案4 张某，男，8岁，学生，2008年3月27日来诊。

主诉：右侧面颊起红斑水疱5d，季节性发生5年。

病史：5年前，盛夏季节，患儿右侧面颊被蚊虫叮咬，用手搔抓后出现红斑水疱。后到某院就诊，医生诊断为感染，经过静脉滴注药物，外用药膏，治疗10日痊愈。此后数年间，每逢春季或夏季，患儿右侧面颊必定出现红斑水疱，医生诊断为复发性单纯疱疹，每次治疗10日方愈。5d前，患儿右侧面颊突然又出现红斑水疱，医生给予药膏外用，口服抗生素治疗，现已结痂，今来笔者处，求中药口服，以期根治。患儿形体偏胖，面色红润。无寒热，易出汗。口干微渴，食欲佳，食量一般，二便尚可。舌质红，舌苔白厚。脉象浮数。检查：右侧面颊疱疹已溃，结厚痂，周缘淡红色，微痒，微痛。

诊断：复发性单纯疱疹。

辨证：湿热挟瘀，暑邪郁伏。

治则：清热利湿，化瘀祛暑。

处方：青蒿鳖甲汤加味。青蒿10g，藿香10g，制鳖甲（先煎）20g，节菖蒲6g，姜半夏6g，薏苡仁30g，赤小豆30g，茯苓10g，麦冬10g，蒲公英10g，白花蛇舌草10g，炒桃仁6g，红花6g，赤芍6g，肉知母4g，牡丹皮4g，生地黄10g。

用法：水煎服，每日1剂。

医嘱：忌发物。

疗效：患者服药10剂，以后右侧面颊未再发生红斑水疱。

体会：盛夏季节，暑气弥漫。面颊防护不当，被蚊虫叮咬，由于指甲不洁，搔抓后染毒。除毒未尽，导致邪毒内伏，与体内湿热瘀血搏结，郁伏于面颊，故逢春或夏，遇温热或湿热而外发肌肤，出现红斑水疱。

病案5 肖某，男，46岁，个体，2011年12月6日来诊。

主诉：上唇起红斑水疱5d，反复发生10余年。

病史：患者有饮酒嗜好，每日300ml。10年前，患者上唇出现红斑水疱，口服黄连上清丸，外涂药膏，治疗半个月痊愈。10余年来，上唇反复发生红斑水疱，每年2～3次。5d前，摄入较多辣椒，隔日即出现上唇瘙痒，经过揉搓，出现红斑水疱，遂到某所就诊，医生诊断为单纯疱疹，给予静脉滴注药物，外用药膏治疗，至今未愈。患者形体一般，面色微红。不耐寒热，出汗不多。睡眠可，口淡不渴，饮食一般。小便黄少味臊，大便溏结急迫，便后肛门灼热。舌质淡胖有齿痕，舌苔薄腻。脉象结。检查：上唇疱疹已溃，已经结痂，微痒微痛，固定于上唇。

诊断：复发性单纯疱疹。

辨证：湿热蕴蒸。

治则：清热化湿。

处方：香连丸。云木香500g，黄连炭500g，吴茱萸100g。

用法：上三味，研粉过筛，每次3g，每日3次口服，连服3个月。

医嘱：忌发物、辣椒、酒。

疗效：服药3个月，以后未再发生上唇疱疹。

体会：患者经常醇酒厚味，壅滞肠胃，酿生湿热，引起脾胃运化失职，湿热内蕴胃肠。湿热下注，湿盛则泄，热盛则结，故大便急迫，肛门灼热，时溏时结，小便黄少味臊。湿热循经上熏，故上唇出现红斑水疱。

病案6 林某，男，11岁，2007年6月2日来诊。

主诉：右侧示指起红斑水疱疼痛6d。

病史：6d前，患者右手示指突然疼痛，瘙痒，用手搔抓后出现红斑水疱。遂到某所就诊，医生诊断不详，给予鱼石脂膏外用，口服头孢氨苄胶囊等药物治疗，至今未愈。患者形体一般，无寒热，出汗多。饮食一般，小便尚可，大便干燥。舌质红，舌苔薄黄。脉象浮数。检查：右侧示指二节、三节可见较多疱疹，豌豆大小，浆液浑浊，溃破后出现溃疡，不结痂，不断扩散，周缘色红，痛痒交作。

诊断：单纯疱疹。

辨证：风热郁肤。

治则：疏风散热，兼清里热。

处方一：自拟方。连翘10g，金银花6g，前胡10g，羌活4g，蒲公英20g，甜地丁20g，大黄10g。3剂。

用法：水煎服。

处方二：二味拔毒散适量，白凡士林调膏外敷包扎，每日1换。

医嘱：忌发物。

二诊：6月5日，服药3剂，大便顺畅，疱疹已溃，渗液较少，溃疡渐收，守上方减大黄，再进3剂，外用同上。

注：二味拔毒散，见于《外科证治全书》，由白矾、明雄黄组成。

体会：外感风热邪毒，郁结局部不散，内不能疏泄，发于肌肤，则出现红斑水疱，痒痛交作。

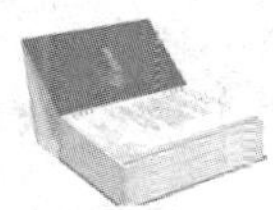

带状疱疹（附病案9则）

病案1 侯某，男，24岁，个体，1997年8月20日来诊。

主诉：右面耳起疱疹半个月，口眼㖞斜1周。

病史：半个月前，患者右侧耳痛，继之面部，外耳道起疱疹。遂到某院就诊，医生检查后确诊为带状疱疹。入院后静脉输液治疗1周，突然又出现口眼㖞斜，配以针灸治疗，至今未见好转，今来笔者处求中药治疗。患者青年男性，体格健壮，很少生病，无特殊饮食嗜好。患者无寒热，出汗不多，患病以来，心情烦躁，失眠多梦，右侧耳内疼痛剧烈，头晕颇剧，卧后不能坐起，行走不稳。饮食一般，二便尚可。血压140/90mmHg，右侧面部、耳部疱疹减退，人中向左侧歪斜，右目不能闭合。舌质红，苔右边黄厚。脉象弦数。

诊断：带状疱疹。

辨证：湿热内蕴，风邪中络。

治则：清热利湿，祛风通络。

药用：龙胆泻肝汤合牵正散加减。龙胆草3g，栀子10g，黄芩10g，生地黄20g，泽泻15g，连翘10g，菊花15g，全蝎10g，天麻30g，炒白僵蚕20g，当归6g，柴胡5g，赤芍15g。3剂。

用法：水煎服，每日1剂。

医嘱：忌发物。

二诊：8 月 24 日，服药 3 剂，头晕心烦症状明显减轻，药似中的，上方继服 3 剂。

三诊：8 月 28 日，耳痛大减，目已能闭，大便稍稀，上方减生地黄再进 3 剂。

四诊：9 月 2 日，人中居中，续服 3 剂巩固疗效。

体会：患者素体湿热内蕴，突然感受风热邪毒，郁于肌肤，发疹于面耳。热扰心神，因而烦躁易怒，失眠多梦。病邪较盛，机体吞贼不及，邪毒内传，阻于经络，气血痹阻，筋脉不调，因而发生口眼㖞斜。方选龙胆泻肝汤清热利湿，牵正散息风通络，菊花、连翘疏风散热，赤芍活血止痛。

病案 2 刘某，男，57 岁，2017 年 10 月 11 日来诊。

主诉：左下肢剧痛 10d，起红斑水疱 7d。

病史：患者有饮酒嗜好，每日 700ml。10d 前，左下肢突然疼痛，未重视。3d 后左下肢出现红斑，继之出现水疱，急到某院就诊，医生诊断为带状疱疹。给予阿昔洛韦等针剂静脉滴注，外涂药膏并包扎，至今病情未见明显好转。患者无寒热，有汗不多。经常头痛头晕，睡眠一般，近日因疼痛影响睡眠。经常口苦口臭，饮食一般。小便黄少味臊，大便溏结不爽。舌质红苔黄厚腻。脉象弦数。检查：左下肢胫侧踝关节至膝关节上下，有多处红斑，表面布有水疱、血疱，部分已经破溃，疼痛剧烈。

诊断：带状疱疹。

辨证：肝脾湿热。

治则：清热利湿。

处方一：龙胆泻肝汤加减。龙胆草炭 4g，栀子炭 10g，黄芩炭 10g，大黄炭 6g，柴胡 3g，生地黄炭 20g，车前子（包煎）15g，盐泽泻 10g，云木香 3g，赤芍 15g，紫花地丁 20g，怀牛膝 5g，甘草 3g。3 剂。

用法：水煎服，每日 1 剂。

处方二：如意金黄散适量，浓茶水调，外敷。

医嘱：忌发物。

二诊：10 月 14 日，疼痛大减，未见有新生水疱出现，水疱已消退，大便泻下较多，感觉舒服。效不更方，再进 3 剂。

三诊：10 月 7 日，大部分皮损出现结痂，疼痛偶有但是较轻，停服中药，

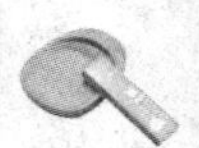

外用同上。

体会：醇酒厚味，壅滞胃肠，聚湿生热。挟迫热毒外透，由内外出，侵济占位，导致经络气机不畅，故先出现剧痛，继之红斑水疱。湿热下注阴经，故发生于下肢内侧，小便黄少味臊。湿热结于肠道，湿盛则溏，热盛则热，故溏结不爽，排出不畅。湿热之邪，循经上蒸，挟胆气上溢则出现口干口苦，舌质红苔黄腻。热伤营血，故出现血疱。方选龙胆泻肝汤泻肝脾湿热，赤芍、紫花地丁凉血消疮，怀牛膝引药下行，云木香、大黄通肠泄热。

病案3 柏某，男，60岁，退休，2017年9月20日来诊。

主诉：右侧腰部剧痛1周，起红斑水疱5d。

病史：1周前，患者右侧腰部疼痛，诱因不详。遂到某院就诊，医生诊断不详，给予布洛芬缓释胶囊等口服，2d后患处出现红斑水疱，某院医生诊断为带状疱疹。给予阿昔洛韦等针剂静脉滴注，外用药膏涂抹，口服龙胆泻肝丸治疗，疗效不著。刻诊：患者无寒热，易出汗，右侧腰部火灼样疼痛，夜间数次痛醒。饮食一般，二便尚可。舌质红苔黄腻。脉象弦数。检查：右侧腰向前下腹部有一带状红斑分布，表面布有绿豆大小水疱，浆液浑浊，质硬，较密集，剧痛，拒触，两端未过前后正中线。

诊断：带状疱疹。

辨证：肝脾湿热。

治则：清肝泻脾，化湿止痛。

处方一：龙胆泻肝汤加减。夏枯草（后下）20g，栀子15g，黄芩12g，柴胡6g，浙贝母10g，生地黄30g，建泽泻15g，赤芍15g，醋延胡索30g，云木香6g，薏苡仁40g。

用法：水煎服，每日1剂。

处方二：蜈蚣10条焙黄研粉，麻油调敷，隔日1换。

医嘱：忌发物。

二诊：9月22日，服药2剂，水疱疼痛明显减轻。效不更方，再用2剂。

三诊：9月24日，水疱已经干枯，偶有疼痛，较轻。续服2剂。

四诊：9月26日，患处结痂，疼痛未作，停服中药，外用同上。

体会：该患者虽然也属于湿热，但是水疱浆液浑浊，质硬，剧痛，为热盛于湿。

病案4 李某，男，68岁，2017年8月15日来诊。

主诉：左胸背部起红斑水疱半个月余。

病史：半个月前，患者左侧胸背部疼痛伴发热，病因不详。急到某所就诊，医生诊断不详，给予青霉素等针剂静脉滴注，口服药物名称不详。5d后发热退却，左胸背部出现红斑水疱，医生诊断为带状疱疹。给予针灸、拔火罐、静脉滴注针剂、口服药物等方法治疗，效果不著。刻诊：患者老年男性，目前无寒热，有汗不多，夜间难寐，食欲大减，口干微渴。二便尚可。检查：左胸背部有带状红斑，表面有水疱，水疱紫黑色，无脓液，疼痛剧烈难忍，灼热感，有时瘙痒，皮损两端未过前后正中线。舌质红苔薄黄。脉象浮微数。

诊断：带状疱疹。

辨证：风热毒盛。

治则：疏风散热，解毒止痛。

处方一：自拟方。金银花12g，连翘20g，黄芩12g，蒲公英20g，紫花地丁20g，赤芍20g，天葵子10g。

用法：水煎服，每日1剂。

处方二：如意金黄散蜂蜜调外敷包扎。

医嘱：忌发物。

二诊：8月18日，服药3剂，疼痛大减，夜卧安静，效不更方，再进3剂。

三诊：8月21日，疱疹已经结痂，疼痛偶有，续服3剂巩固疗效。

体会：该患者初期感受风热邪毒，邪犯肺卫，卫表失和，因而发热。风热邪毒与体内湿热合邪，瘀滞肌肤，发为水疱紫黑，气机郁滞，故疼痛剧烈瘙痒。

病案5 高某，男，56岁，工人，2001年10月6日来诊。

主诉：发热右侧腰痛6d，起红斑水疱4d。

病史：6d前，患者突然发热右侧腰部疼痛，某所诊断不详，给予静脉滴注青霉素等针剂，2d后患处起红斑水疱，医生诊断为带状疱疹。病情有增无减，特来笔者处求治。患者面赤身热，无恶寒，多汗，烦躁头昏，口干不欲饮，纳差。检查：右侧腰部出现带状红斑，向右下腹部分布，两端未超过前后正中线，疼痛剧烈，夜间常常痛醒。红斑表面附有水疱，小者如豆，大者如枣，浆液清稀，部分出现溃破，拒触。舌质淡胖有齿痕，苔白腻。脉象濡数，体温38.0℃。

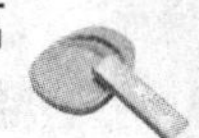

诊断：带状疱疹。

辨证：湿毒郁肤。

治则：健脾除湿，活血解毒。

处方一：除湿胃苓汤加减。炒苍术15g，厚朴10g，土茯苓30g，赤芍15g，薏苡仁40g，黄柏炭10g，焦山楂20g，紫花地丁20g，薄荷5g。

用法：水煎服，每日1剂。

处方二：如意金黄散浓茶叶水调敷，包扎，每日1换。

医嘱：忌发物，茶水。

二诊：10月9日，服药3剂，发热已退，疼痛大减。水疱溃破，基底色白有黏液稠厚，减薄荷再服3剂。外用黄连粉干撒包扎，每日1换。

三诊：10月12日，疼痛轻微，患处出现结痂，临床告愈。

体会：该患者素体脾虚，运化失司，湿浊内聚，故口干不欲饮。外感热邪，与内湿相搏，卫表失和，故发热多汗。湿热壅盛，气血运行不畅，互郁肌肤而发生疱疹，该患者湿邪偏盛，故以水疱浆液清稀为主。

病案6 李某，女，84岁，2008年8月5日来诊。

主诉：右头面患带状疱疹10个月，至今疼痛不止。

病史：2007年7月14日，患者头痛发热，起红斑疱疹。即到某院就诊，医生检查后诊断为带状疱疹，住院治疗20余天，疱疹消退，但是疼痛不已。出院后间断治疗，至今未愈。患者老年女性，体格尚健，极少生病。无寒热，出汗少饮食一般，二便尚可。右侧头面颈，咽喉牙齿等处，反复发生发作性疼痛，两目干涩，眵多燥，畏光羞明。自觉有两行泪珠常常下落，拭之却无，视物为二，右上睑眨动频繁。两手颤抖不能持物，常需他人帮助进餐。检查：右头面患处无皮损，无红肿，两目无云翳。体温36.5℃，血压140/90mmHg。舌质暗红，舌苔薄黄。脉象沉弦。

诊断：带状疱疹慢性期。

辨证：热郁肝经。

治则：清肝散火，益精明目。

处方：泻青丸合杞菊地黄丸加减。龙胆草3g，栀子10g，夏枯草（后下）30g，杭菊花10g，熟地黄炭20g，枸杞子20g，怀山药20g，牡丹皮10g，建泽泻10g，酒大黄10g，天麻30g，羌活3g，防风6g。

用法：水煎服，每日1剂。

二诊：8月16日，服药5剂，当时未见动静，昨日畏光羞明症状突然减轻，已能自持饭勺进餐，疼痛频率减少。今索5剂续服。

三诊：8月23日，视物清晰，疼痛大减，两目未见燥眵，难得的舒服，又索10剂以期根治。

体会：患者老年女性，带状疱疹愈后，常常因湿热邪毒郁滞并伤及经络，因而留有后遗疼痛。从患者疼痛部位分析，多分布在一侧头面、颈齿、咽喉，重点在两目，并不在内脏。舌质暗红，舌苔薄黄，脉象沉数。考虑为火热郁于肝经，郁久不散，耗伤肝阴，故出现一系列表现，如目干羞明，眵燥，视物为二。阴虚生内风，风动而出现颤抖。

病案7 田某，女，83岁，2012年3月8日来诊。

主诉：左腰腹部患带状疱疹，至今疼痛不休1年余。

病史：1年前，患者左侧腰部疼痛，起红斑水疱。后到某院求治，医生诊断为带状疱疹，入院后静脉滴注药物不详，外用药膏涂抹，半个月后皮损减退，疼痛稍减。出院后间断治疗，至今未愈。患者微胖，面色暗红。无寒热，多汗。经常头痛头晕，视物昏花，经常失眠多梦，夜间常常疼醒，患处犹如小虫蚂蚁样爬行。饮食一般，二便尚可。检查：疼痛位于左侧腰腹部，患处无皮损，触之无疼痛，剧痛位于深层。舌质暗红，苔黄厚。脉象滑数。血压170/100mmHg，血糖6.7mmol/L。

诊断：带状疱疹慢性期。

辨证：痰瘀互结。

治则：清热化痰，活瘀止痛。

处方：温胆汤合血府逐瘀汤加减。胆南星10g，炒枳实6g，竹茹6g，陈皮10g，茯苓20g，炒桃仁10g，红花10g，广地龙10g，丹参20g，当归10g，川芎6g，赤芍15g，醋延胡索15g，厚朴6g，生牡蛎（先煎）30g，珍珠母（先煎）30g，前胡20g，石膏粉15g。

用法：水煎服，每日1剂。

二诊：4月16日，服药5剂，当时未有感觉，停药近1个月，患处突然疼痛大减，头痛头晕感觉偶作，今索15剂，以期根治。

体会：患者老年女性，素有高血压、高血糖。而引起这类疾病的原因就是

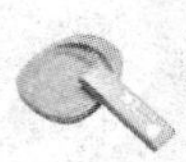

血液运行障碍，与中医血瘀同理。瘀血内停，络脉不通，气血不能正常输布，脑失所养，故头痛头晕。复因感受邪毒，与体内瘀血合邪互相搏结，化热炼液，进一步加重了气机阻滞，故疼痛剧烈。单纯止痛治疗很难达到理想效果。

病案8 姜某，女，91岁，2008年7月20日来诊。

主诉：项背部患带状疱疹4年，至今疼痛不止。

病史：4年前，患者项背部疼痛，发热，起红斑疱疹。某院诊断为带状疱疹，住院治疗半个月，皮损减退，疼痛稍减。出院后，间断治疗，至今未愈。患者形体一般，面色微红，无寒热，多汗，耳鸣耳聋，喃喃自语，多虑，心烦失眠，口干口苦，饮食一般，二便尚可。舌质红，苔黄厚。脉象浮大。检查：患处无皮损，无红肿，可见拔火罐印痕，血压120/80mmHg。

诊断：带状疱疹慢性期。

辨证：热郁经络。

治则：清热散郁，活络止痛。

处方一：自拟方。前胡20g，炒杏仁10g，石膏粉20g，炒桃仁10g，红花10g，赤芍15g，醋香附子20g，醋延胡索20g，夏枯草（后下）20g，炒酸枣仁30g，郁金15g，制远志10g，浙贝母10g，麦冬10g。

处方二：自拟方。冰片5g，墨1块，醋磨汁涂患处。

用法：水煎服，每日1剂。

二诊：9月2日，服药10剂，心不烦，口不苦，出汗明显减少，疼痛偶作，续服5剂，巩固治疗。

体会：患者素有癫疾（喃喃自语），而引起癫疾的病因主要是痰气郁结，气郁血瘀，郁久化火。复感邪毒，与体内诸邪互相搏结，进一步加剧了气机阻滞，故病久难愈。

病案9 季某，女，69岁，2005年5月7日来诊。

主诉：右上肢患带状疱疹、腕指麻木至今未愈7个月余。

病史：去年10月，患者右侧胸部、腋下及右上肢，起红斑水疱剧痛。遂到某院就诊，医生诊断为带状疱疹，入院治疗半个月好转。出院后，感觉右手腕及中指麻木，间断治疗，至今未愈。患者老年女性，面色淡白无华，神疲乏力，气短懒言。经常头晕目眩，睡眠差，多梦易醒。无寒热，自汗易出。口淡不渴，食欲差，食量少。小便尚可，大便不成形，每日1次。舌质淡红，舌苔薄白。脉象代。血压100/60mmHg，右手腕及中指麻木，局部皮肤常色，不痛不痒，无皮损。

诊断：带状疱疹慢性期。

辨证：气虚失运。

治则：补气养血，活血通络。

处方：自拟方。党参60g，鸡血藤30g，丹参30g，姜黄3g。

用法：水煎服，每日1剂。

二诊：5月16日，服药6剂，诸症悉减，效不更方，再服6剂。

三诊：5月27日，麻木时有，极轻，气力倍增，食欲旺盛，继服6剂巩固治疗。

体会：老年患者，气血渐亏，御外功能不足，易受邪毒侵入，伤及筋脉。由于素体气血亏虚，因而运行失畅，筋脉失养，故麻木不已。方中党参大剂量补益中气，使气足血旺。鸡血藤、丹参活血通络，姜黄横通肢节，引药直达病所。

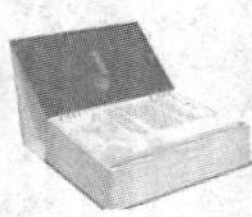

扁平疣（附病案2则）

病案1 任某，女，23岁，未婚，2007年6月23日来诊。

主诉：前额部起灰白色丘疹2个月余。

病史：2个月前，患者前额部起数个小丘疹，未重视。后逐渐加重，遂到某院就诊，医生诊断不详，内服外用效果不著。患者无寒热，出汗不多，无头痛头晕，烦躁易生气。口干微渴，小便尚可，大便干燥，每日1次。前额处可见丘疹较多，小者如粟，大者如绿豆，质坚，灰白色，轻痒，抓破后流出血液，无脓栓，无渣状物。舌质红，苔薄黄。脉象滑数。月经周期尚准，量中色正，经行前后无明显不适。

诊断：扁平疣。

辨证：风热郁肤，痰瘀互结。

治则：疏风散热，化痰祛瘀。

处方：清燥救肺汤加减。太子参10g，木贼20g，炙枇杷叶10g，霜桑叶

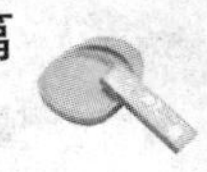

10g，石膏粉20g，麦冬10g，醋香附20g，海浮石20g，浙贝母10g，炒桃仁10g，红花10g，炒白僵蚕20g，白鲜皮10g，蒲公英15g，虎杖12g，板蓝根30g。

用法：水煎服，每日1剂。

二诊：6月30日，服药6剂，丘疹未见消退，但是未见新生丘疹，大便仍干，守方再进6剂。

三诊：7月8日，丘疹未作痒，小丘疹已经脱落，留有色素沉着，大丘疹明显萎缩，续服6剂，巩固疗效。

体会：中医学认为风热毒邪，侵袭机体，郁于肌肤，与痰浊瘀血互相搏结，导致气滞血凝痰结而成。现代医学认为人直接接触疣病毒引起。因此在辨证论治的基础上加入蒲公英、板蓝根、虎杖等，往往收到良好效果。

病案2 闫某，女，18岁，学生，2014年2月20日来诊。

主诉：颈胸部起淡褐色丘性颗粒1个月余。

病史：1个月前，患者发现颈部胸部起淡褐色丘性颗粒，瘙痒，越抓越多。遂到某院就诊，医生诊断不详，给予院内制剂外用，两种药膏，交替使用，治疗至今，效果不著。患者形体一般，面白颧红，自汗易感，怕冷，无头痛头晕。食欲可，量一般，口渴多饮，二便尚可。月经周期尚准，量少色正，有小块较多。苔薄白而干。颈胸部可见较多的丘性颗粒，淡褐色，较稠密小如针头，大者如粟，坚实，不痛，不痒，无脓栓。

诊断：扁平疣。

辨证：肺燥型。

治则：润燥荣肌。

处方一：清燥救肺汤加减。红参5g，炙甘草5g，炙枇杷叶10g，霜桑叶10g，麦冬20g，乌梅10g，当归10g，炒杏仁10g，肉苁蓉15g，海浮石20g，炒白僵蚕20g，板蓝根15g。

用法：水煎服，每日1剂。

处方二：自拟方。蜂房30g，水煎洗患处。

二诊：2月27日，服药6剂，未再出现新颗粒，效不更方，再进6剂。外用同上。

三诊：3月9日，形寒怕冷症状明显改善，丘性颗粒尚未退尽，索10剂巩

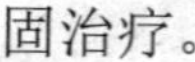

固治疗。

体会：该患者气血阴阳不足，故面白颧红，怕冷，自汗易感。复感邪毒，郁于肌肤，局部津亏不润，邪聚而气血不荣，气血凝滞而发。方选清燥救肺汤加减，屡用屡效。

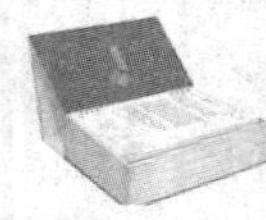

湿疹（附病案3则）

病案1 陈某，女，15天，2006年12月22日来诊。

主诉：脐部渗液1周。

病史：1周前，患儿脐带脱落，次日家长发现脐部渗液，遂到某所就诊，医生诊断为脐炎。给予阿莫西林胶囊取粉撒布，至今未愈。患儿面色红润，不发热，无汗，不哭闹。二便尚可。舌质淡红，苔薄白。检查：脐部皮肤浮肿，皮色淡白，脐中渗液较多，无异味。

诊断：脐湿。

辨证：水湿浸渍。

治则：收敛固涩。

处方：脐干散。煅龙骨细粉，消毒后备用。

用法：局部常规消毒，取脐干散少许放入脐中，外敷辅料包扎。

二诊：12月24日，脐部干燥结痂，未再渗液，更换药物。

体会：脐湿多由脐部受水湿浸渍，或尿布潮湿，护理失当所致。脐带脱落后，脐内渗液，久不干燥。方用脐干散即煅龙骨粉，药虽一味，但该药收涩止血，生肌敛疮之功殊优。

病案2 蔡某，女，6个月，2013年4月18日来诊。

主诉：面部起红斑、红疹2个月。

病史：患儿足月剖腹产，出生后检查未发现异常，院内服泻油通便。2个月前，家长发现患儿面颊部起红斑、红疹。后到某院就诊，医生诊断为湿疹。给予药膏（名称不详）涂抹，初用效佳，久用效果不著，今来笔者处求治。患儿无寒热，少量出汗，饮食一般。小便味臊，大便干燥，每3日1次。舌质红，苔黄厚。皮损见于面颊，对称性发生，可见红斑及红色细粒疹，搔抓后流滋液，结黄色脂性痂。

诊断：婴儿湿疹。

辨证：湿性湿疹。

治则：清热利湿，解毒止痒。

处方一：自拟方。前胡4g，桑白皮5g，淡竹叶3g，灯心草3g，白鲜皮5g，蝉蜕3g，茯苓6g，薄荷3g，钩藤5g，桔梗3g，大黄10g。

用法：水煎频服，2日1剂。

处方二：自拟方。黄连20g，煎水外擦。

二诊：4月22日，服药2剂，红斑消退，痂皮干燥，大便每日1次，仍干，再服2剂而愈。

体会：该患儿，10月份出生，禀受盛夏湿热之邪，出生后未及时下胎毒，导致湿热之邪侵淫肌肤，故出现红斑、红疹，搔抓后流滋，结黄痂，便秘、尿臊，舌质红，苔黄厚，皆湿热内盛之象。

病案3 徐某，男，21岁，2017年5月28日来诊。

主诉：全身泛发皮损10余年。

病史：10年前，患者随父旅行，入住酒店，单一房间。不久出现瘙痒，起皮疹，抓后渗液。曾到多家医院就诊，医生口径一致，皆诊断为湿疹。经过内服药物，外涂药膏治疗，皮损迅速消退，停药后，症状更为严重。今来笔者处求治。患者形体一般，面色暗红，怕热，易出汗，尤其下半夜近醒时出汗较多。饮食一般，二便尚可。舌质暗红，舌苔白厚。脉象沉涩。检查：皮损泛发全身，大小不等，多呈对称性发生，初期为风团，绿豆大小。瘙痒，昼轻夜重，搔抓后更痒，直至抓破，渗出血液方舒，有时出黄水黏液。

诊断：湿疹。

辨证：风湿挟瘀。

治则：祛风燥湿，活血止痒。

处方一：消风散加减。荆芥6g，防风6g，苦参6g，炒苍术12g，当归10g，知母10g，生地黄20g，石膏粉30g，鬼箭羽30g，炒桃仁10g，红花10g，赤芍15g，丹参30g，地肤子30g。

用法：水煎服，每日1剂。

处方二：自拟方。狼毒20g，苦参20g，避风草30g。煎水洗。

医嘱：忌发物。

二诊：7月16日，服药10剂，症状大减，效不更方，再服10剂。

体会：患者学生时期，异地旅行，入住宾舍，感受异域风湿，肤触毒虫。风湿虫毒，侵入肌肤，与机体气血搏结，郁于肌肤，内不能疏泄，外不能透达，故久病不愈。

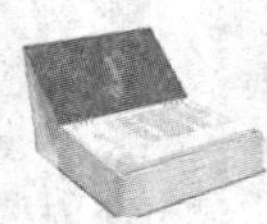

荨麻疹（附病案4则）

病案1 孙某，女，4岁，2013年4月6日来诊。

主诉：皮肤瘙痒，抓后起条痕半年。

病史：半年前，患儿突然出现皮肤瘙痒，搔抓后起条状隆起，病因不详。后到某院就诊，医生对患儿进行过敏原检测，报告：对铝、西红柿、奶类等物质敏感。医生给予西替利嗪口服，静脉滴注葡萄糖酸钙注射液、地塞米松磷酸钠、西咪替丁注射液等药物治疗，效果不著。患儿形体一般，面色微红，怕热，多汗。口不渴，二便尚可。瘙痒昼轻夜重，搔抓后起条状隆起，色红，灼热感。舌质红，苔黄厚。脉象浮数。皮肤划痕征阳性。

诊断：人工荨麻疹。

辨证：血热风盛。

治则：凉血祛风止痒。

处方：自拟方。生地黄15g，蝉蜕5g，金银花5g，荆芥5g，赤芍7g，牡丹皮6g，茵陈蒿6g，薏苡仁20g，皂角刺5g，丹参6g。

用法：水煎服，2日1剂。

医嘱：忌发物。

二诊：5月20日，服药10剂，瘙痒偶作，搔抓后未见条状隆起，续服10剂，巩固治疗。

体会：患儿先天不耐，素体血热，外感风邪，与血搏结，郁伏肌肤，内不能疏泄，外不能透达，血热风盛外发不畅，郁于肌肤腠理，因而出现隐性瘙痒。搔抓后，因摩擦生热，毛窍开放，伏风与血抱团外出，故搔抓后起条痕，色红，灼热感。怕热，口渴多汗，舌质红苔黄厚，脉象浮数等，皆为血热风盛之象。

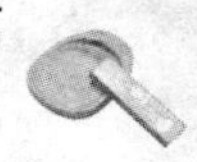

病案2 马某，女，17岁，学生，2017年9月27日来诊。

主诉：全身泛发风团1个月余。

病史：1个月前，天气炎热，空气潮湿，换衣不及时，感觉出现全身瘙痒，继之起风团并伴有嗓子痛。遂到某院就诊，医生诊断为急性荨麻疹。给予静脉滴注药物（名称不详），口服特非那定药片。治疗10d，效果不著。患者体重80 kg，面色潮红，呼吸气粗。不耐寒热，出汗少，睡眠较佳，白天易困。二便尚可。月经周期尚准，量中，色鲜红，有小块不多。舌质红，苔黄腻。脉象沉数。全身泛发风团，大块状，色红，灼热，触痛，中心部白色，分批出现，每日数次。瘙痒，越抓越痒，遇热加重。体温36.9℃，血小板计数偏高。

诊断：荨麻疹。

辨证：湿热挟风。

治则：散热祛湿，宣邪止痒。

处方：麻黄连翘赤小豆汤加味。麻黄6g，连翘20g，金银花15g，石膏粉15g，地肤子20g，赤小豆30g，赤芍15g，蝉蜕10g，生地黄炭15g，紫草10g。

用法：水煎服，每日1剂。

医嘱：忌发物。

二诊：10月29日，服药10剂，瘙痒大减，风团块缩小大半，效不更方，再进10剂。

体会：盛夏季节，天气炎热，空气潮湿，换衣不及时，导致湿热挟风侵入机体，熏蒸清道，因而出现咽喉疼痛。风湿热合邪，拂郁于肌肤出现瘙痒，发为风团而灼热、色红、触痛、遇热加重。过量输液，加重了湿邪滞留，故中心色白，迁延不愈，符合湿性黏滞的表现。

病案3 高某，女，3岁，2007年8月25日来诊。

主诉：发热起风团3d。

病史：8月23日清晨，患儿突然哭闹，直呼皮肤瘙痒，病因不详，几经搔抓出现较多风团。遂到某院就诊，医生诊断为急性荨麻疹。给予氯苯吡胺注射液、地塞米松磷酸钠注射液肌内注射，外用氟轻松软膏涂擦，风团迅速消退。未过2h，风团再起，并出现发热。医生又给予葡萄糖酸钙注射液，地塞米松磷酸钠注射液，维生素C注射液等静脉滴注，连用3d。1h前，风团又作，特来笔者处求治。患儿发育良好，精神佳，面色微红，发热有汗，不怕冷，头昏，不咳嗽，食欲差，食量少，口渴多饮，二便尚可。腋温 37.4℃，皮肤先出现瘙痒，搔抓后起风团，鲜红色，大小不等，起伏无定时，皮肤划痕征阴性。舌质红，苔黄厚腻。脉象浮数。

诊断：小儿瘾疹。

辨证：胃肠蕴热，外感风邪。

治则：疏风止痒，兼清里热。

处方一：自拟柳蝉地膏山竹汤。柽柳 10g，蝉蜕 6g，甜地丁 10g，石膏粉 15g，生山楂 20g，焦山楂 20g，淡竹叶 3g。

用法：水煎服，2 日 1 剂。

处方二：自拟 30% 大风子酊涂擦患处。

医嘱：忌发物。

二诊：8 月 29 日，服药 2 剂，风团密集涌出，发热速退，今晨仅手腕处起一风团，余处未见。食欲大增，苔转薄黄，守方再服 2 剂，防止复发。

体会：小儿瘾疹，西医称为荨麻疹，常常突然发生而又很快消退，1 日数次，不留痕迹。该患者内有蕴热，外感风热，两邪相搏肌肤，内不能疏泄，外不能透达，郁于肌肤腠理而发，故而风团鲜红，发热口渴。舌质红，苔薄黄。脉象浮数。方中柽柳、蝉蜕疏风止痒，石膏、竹叶、甜地丁凉血清里热，山楂助脾和胃透疹。

病案 4 张某，男，18 个月，1986 年 2 月 7 日，来诊。

主诉：全身瘙痒 2d。

病史：昨天早上，患儿突然全身瘙痒，病因不详。午后出现鼻塞、咳嗽，遂到某所就诊。医生诊断不详，给予药片口服，药后痒减，大约 2h，瘙痒再次发生，且较前为重。今来笔者处求治。患儿发热，鼻塞，无涕，无汗。一夜少眠，有时腹痛，咳嗽轻作，瘙痒以左侧腘窝为甚。口干口渴，食欲差。小便黄少，大便干燥，2 日一行。舌质红苔薄黄，脉象浮数。检查：全身未见风团，无皮疹，可见较多抓痕，体温 37.1℃。

诊断：小儿瘾疹。

辨证：风热郁肤。

治则：散风清热。

处方：银翘散加减。金银花 5g，连翘 5g，荆芥 5g，炒牛蒡子 6g，薄荷

1.5g，淡豆豉10g，红花5g，槟榔5g，生地黄10g，赤芍4g。

用法：水煎服，2日1剂。

医嘱：忌发物。

二诊：2月23日，服药2剂，瘙痒等症状悉除，因此未再服药，今天中午，食入鲜鱼些许，瘙痒再次发生，索上方2剂煎服。

三诊：2月26日，瘙痒未作，为防止复发，易下方，再服2剂。

处方：自拟方。荆芥8g，防风8g，连翘6g，生地黄15g，炒苍术10g，红花6g，葛根10g，升麻6g。

注：患者此后未再发生瘙痒，食鱼后也未见症状。

体会：该患儿，先天不耐，外感风热，卫表失和，因而出现发热、鼻塞、流涕、咳嗽。风热之邪，内搏胃肠，外结肌肤，故腹痛，皮肤瘙痒。舌质红，舌苔薄黄，脉象浮细皆为风热内郁之象。

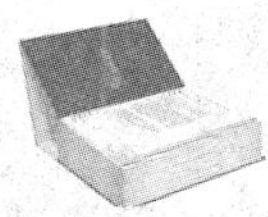

接触性皮炎（附病案1则）

病案 孙某，女，42岁，已婚，个体，2017年11月30日来诊。

主诉：面部皮肤弥散性红斑瘙痒半年余。

病史：半年前，患者从市场购得化妆品，连续使用，未曾间断。不久面部出现红斑，遂到某院就诊，医生诊断不详，给予特非那定、维生素C等口服，药后症状迅速消退，停药后症状依然。患者形体消瘦，喜暖怕冷，无汗，睡眠尚可，饮食一般，二便尚可。月经周期较准，量中，色正，有块不多较小，经期无明显不适，末次月经11月14日。舌质暗红，舌苔白厚。脉象浮缓。正面部皮肤弥散性红斑，部分紫红色，境界清晰，瘙痒难忍，鼻翼两侧干裂疼痛，有黏液渗出，常常结痂，脱屑，无脓疱。

诊断：接触性皮炎。

辨证：热毒挟湿。

治则：解毒除湿，散热止痒。

处方：消风散加减。荆芥10g，连翘15g，蝉蜕10g，石膏粉20g，生地黄15g，苦参5g，地肤子20g，牡丹皮10g，赤芍15g，丹参20g。

用法：水煎服，每日1剂。

医嘱：忌发物。

二诊：12月5日，服药5剂，瘙痒大减，红斑未退，皮肤干裂现象加重，再拟凉血消斑之法治之。

处方：自拟方。金银花10g，木贼20g，蝉蜕10g，生地黄炭20g，麦冬20g，紫草10g，赤芍15g，牡丹皮10g，石膏粉20g，枇杷叶15g，丹参20g，当归10g。

三诊：12月11日，瘙痒偶作，干裂现象骤减，面部红斑隔日一发，考虑邪毒有从少阳外发之佳兆，处以和解祛邪。

处方：自拟方。柴胡15g，黄芩10g，太子参10g，麦冬20g，金银花10g，木贼15g，地肤子20g，生地黄炭20g，赤芍15g，茜草15g，牡丹皮10g，当归10g，枇杷叶10g。

四诊：12月18日，皮肤红斑3日未起，干裂现象未作，仍有干燥感，三诊方续服5剂。

体会：患者长期使用含有某些物质的化妆品，导致外源性毒素蓄积，并侵入面部肌肤，酿生热毒，焙灼营血，故局部血脉充盈，代谢旺盛，伤津损液，出现红斑、干燥、瘙痒、渗液、结痂、脱屑。初诊使用荆芥偏颇，导致面部皮肤干裂严重，二诊及时调整处方，病情得以控制，三诊时面部红斑隔日一发，再处和解透邪之法而愈。

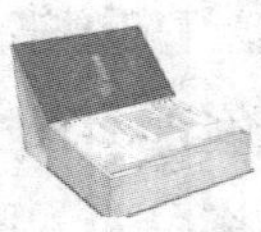

玫瑰糠疹（附病案1则）

病案 管某，女，44岁，已婚，个体，2012年12月30日来诊。

主诉：上半身起斑疹瘙痒难忍2年余。

病史：2010年4月，患者右上肢起红色斑疹，病因不详。病情逐渐加重，并蔓延到胸背部。曾到某院就诊，医生诊断为玫瑰糠疹。间断治疗，至今未愈。患者形体偏胖，面色微红，怕热多汗，经常头痛头晕，烦躁易怒。健忘失眠多梦，每日半夜即醒，醒后再难入睡。饮食一般，二便尚可。舌质暗红，舌苔薄黄。脉象结。检查：斑疹黄红色，成批出现，以胸背部最多，长椭圆形，与纹

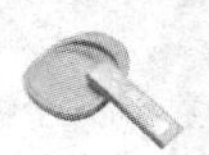

理相平行，大小不一。边缘清晰，稍隆起，锯齿状，中心有色微黄，表面干燥，上覆薄屑，轻痒。经期尚准，量多，色暗红，有块。末次月经 2013 年 1 月 9 日。

诊断：玫瑰糠疹。

辨证：血热挟瘀。

治则：凉血散瘀。

处方：凉血消风散加减。紫草 10g，赤芍 15g，当归 10g，丹参 20g，茜草 12g，白蒺藜 10g，白鲜皮 10g，醋柴胡 10g，延胡索 30g，醋香附子 12g，佛手 10g，枳实 6g，朱茯神 30g，首乌藤 30g。

用法：水煎服，每日 1 剂。

医嘱：忌发物、厚味。

二诊：2013 年 1 月 16 日，服药 10 剂，斑疹消退，睡眠好转，仍有轻痒，续服 10 剂，巩固疗效。

体会：该患者，素有情绪不畅，肝气郁结，郁久化热，火扰心神，故烦躁易怒，失眠多梦。肝气郁滞，气滞血瘀，故舌质暗红，脉结。4 月春末，复感风热之邪，与内热气血合邪，伤阴化燥生风，出现红斑，落屑，瘙痒。方中紫草、赤芍、白鲜皮凉血消风止痒。当归养血润燥。丹参、茜草活血消瘀。佛手、香附子、延胡索、枳实疏肝解郁，行气散结。朱茯神、首乌藤宁心安神。

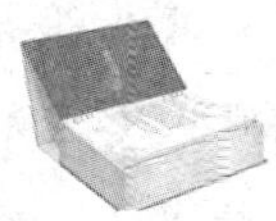

手足癣（附病案 2 则）

病案 1 姚某，男，49 岁，工人，2016 年 4 月 13 日来诊。

主诉：十趾甲灰白增厚 10 余年。

病史：患者有酒肉嗜好，长期从事井下工作，脚癣病史 20 余年。10 余年前，发现趾甲变色，增厚，经常嵌甲，间断治疗至今未愈，今来笔者处求治。患者无寒热，多汗，经常头痛头晕，烦躁易怒，思虑万千，睡眠不实。饮食一般，大便溏结不爽，便后肛门灼热，小便黄味臊。十趾甲枯燥白灰色，趾甲增厚，右侧踇趾甲内侧缺失，趾缝可见腐败白皮，趾缝经常瘙痒，搔抓后渗液，无脓液。舌质暗红，舌体胖有齿痕，舌苔厚浊。脉象沉弦。

诊断：甲癣。

辨证：湿热虫蚀。

治则：清热祛湿，杀虫荣甲。

处方一：自拟方。云木香6g，黄连炭10g，茯苓15g，乌梅炭10g，醋柴胡15g，当归炭15g，白芍15g，炒酸枣仁20g，黄芪10g，炒白术6g，桃仁炭10g，红花10g，生姜2片。10剂。

用法：水煎服，每日1剂。

处方二：自拟方。苦参30g，狼毒30g，大风子仁10g，避风草30g，脱骨草30g。

用法：入白醋三斤中，泡洗双足，每日1次，每次30min。

医嘱：忌发物。

二诊：4月19日，服药10剂，患甲未见明显改善，趾缝瘙痒轻有不剧。大便症状明显改善，便后肛门灼热症状减轻，继服10剂。外用药同上。

三诊：8月23日，服药20剂，当时趾甲未见改善，以为无效，未再继续治疗。近期发现趾缝不再瘙痒，趾甲明显变为青色，故索前方20剂巩固治疗。

注：患者未按医嘱，每日2剂服用，故二诊日期较近。

体会：患者饮食不节，过食醇酒厚味，酿生湿热，湿热下注肛肠，则引起大便溏结不爽，便后肛门灼热。内蕴湿热，工作环境潮湿，容易感受风邪虫毒，风、湿、热、虫合邪居于十趾，引发足癣。足癣经久不愈，气血受损，营血不濡，爪甲失润，因而出现甲癣。表现为爪甲失泽如灰，增厚变形，部分缺失。

病案2 刘某，男，41岁，建筑工人，1989年9月29日来诊。

主诉：双手掌瘙痒皲裂10余年。

病史：患者长期从事砌垒工作，天天与石灰水泥等腐蚀摩擦类物质接触。10余年前，出现双手瘙痒，变色，皮肤粗糙，未重视。曾到某院就诊，医生诊断用药不详，药后症状减轻，停药后症状依然，间断治疗，至今未愈。患者中年男性，体格健壮，无寒热，出汗多，口干口渴。小便黄少，大便干燥，2日一行。舌质淡红，舌苔薄少津，脉象细。双手掌干燥无汗，皮肤粗糙，增厚，皲裂，有时渗血，瘙痒，脱皮屑。指甲明显增厚，灰浊不清。

诊断：手癣。

辨证：血燥风盛。

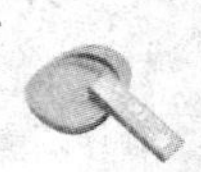

治则：润燥祛风。

处方：醋泡方合藿黄洗剂。黄精 30g，当归 30g，土大黄 30g，明矾 20g，猪牙皂 20g，红花 20g，地骨皮 20g，防风 20g，大风子仁 20g，藿香 20g，斑蝥 2 只，白醋 2500ml。

用法：将药放入塑料盆中，加入白醋，浸泡 1 周后使用。把手掌放入药液中，每次 2h，每剂药用半个月。

医嘱：忌发物。

二诊：11 月 13 日，连用 3 剂，患处未见皲裂，瘙痒偶有，皮肤变柔，再用 3 剂泡洗。

三诊：1992 年 7 月 6 日，近期又出现手痒，皮肤粗糙，今索 3 剂，防止病情发展。

体会：该患者两手长期接触石灰水泥等腐蚀性摩擦类物质，导致局部肌肤阴血耗伤，肌肤失养。故出现患处肌肤干燥，粗糙，皲裂，瘙痒脱屑，皲裂之处易染虫毒，进一步损伤引起肌肤筋脉失养，可见指甲增厚，变色。临床合用醋泡方与藿黄洗剂，效果良好。

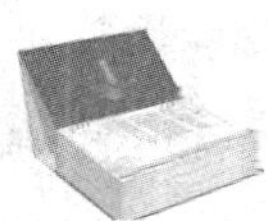

肺风粉刺（附病案 2 则）

病案 1 杜某，女，17 岁，学生，2017 年 2 月 7 日来诊。

主诉：鼻面部起红色丘性颗粒 6 个月余。

病史：半年前，患者面部皮下深处疼痛，继之表面出现丘性颗粒，数日后中心有脓疱出现，此起彼伏。曾到某院就诊，医生诊断不详，给予外用药膏涂抹，内服西药数种，初用效佳，久用平平。患者青年女性，面色暗红，怕冷，无汗。鼻面部可见丘性颗粒，绿豆大小，疼痛，不痒，部分中心部位有脓疱。饮食一般，二便尚可。月经周期尚准，量中，色红，有块不多、不大，经行小腹部疼痛。舌质红，舌苔薄黄。脉象涩。

诊断：肺风粉刺。

辨证：肺经燥热。

治则：清肺润燥，散瘀消肿。

处方：清燥救肺汤加减。霜桑叶12g，炙枇杷叶15g，麦冬20g，石膏粉15g，海浮石20g，糖人参5g，炒杏仁10g，炒桃仁10g，浙贝母10g，丹参20g，甜地丁20g，醋香附子15g，肉苁蓉6g。

用法：水煎服，每日1剂。

医嘱：忌发物。

二诊：3月21日，服药10剂，当时新出较多，有些害怕，未再服药。近期，未再发现新生丘性颗粒，也未出现脓疱，怕冷明显好转，经行小腹部未出现疼痛，今索原方10剂，巩固治疗。

体会：肺经燥热，熏蒸于鼻面，日久与气血搏结，导致气滞血瘀故面色暗红，脉象涩。发于肌肤，形成脓疱。

病案2 王某，女，25岁，未婚，2012年12月9日来诊。

主诉：面部起红色丘疹、脓疱3个月。

病史：3个月前，患者发现面部起红色丘性颗粒，逐渐出现脓疱并加重。后到某院就诊，医生诊断不详，给予丹参酮等药物口服，外用院内所配药膏治疗，效果欠佳。患者身高1.64m，体重84kg。面色微红，无寒热，有汗不多，无头痛头晕，干咳少痰。口干口渴多饮，唇常裂渗血。食量可，大便干燥，3日一行，小便尚可。面部丘性颗粒多分布在两颧，色红，痒痛不著，大小不等，中心处有脓疱，可挤出脓性物，结痂后留有凹痕。舌质红，苔薄黄。脉象细数。月经周期尚准，量多，色鲜红，无块。

诊断：肺风粉刺。

辨证：肺经燥热。

治则：清肺润燥。

处方：清燥救肺汤加减。太子参10g，炙枇杷叶10g，麦冬30g，石膏粉40g，霜桑叶10g，海浮石20g，浙贝母10g，蒲公英30g，甜地丁30g，胡麻仁30g，白芷10g，槐米10g。

用法：水煎服，每日1剂。

医嘱：忌发物。

二诊：12月23日，服药10剂，药后发生的红色丘疹较多，近期未出现新生的红色丘疹，脓疱消退，大便仍干，2日一行，守上方，加酒大黄10g。

三诊：2013年1月11日，红色丘疹已经退尽，留有色素沉着，大便每日1

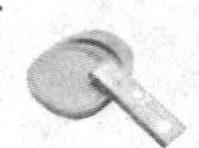

次，仍干，今索10剂，巩固治疗。

体会：患者9月份患病，暑尽秋至，燥邪偏盛，温燥之邪，侵入机体，耗阴伤津，与气血搏结而发生，红色丘疹，燥盛则干，故干咳少痰，口唇干裂，口干口渴，大便秘结，脉象细数。方选清燥救肺汤清肺润燥，加入海浮石、浙贝母，润燥化痰散结，蒲公英、甜地丁清热解毒，白芷引药直达病所，兼有透脓消疮之功效。

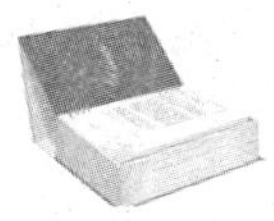

皮肤瘙痒症（附病案3则）

病案1 田某，男，60岁，建筑工人，2017年4月8日来诊。

主诉：前额部阵发性奇痒1年余。

病史：患者工作不顺，经常烦恼。1年前，在某工地砌墙，于架板上突然发生前额奇痒，手脚忙乱，一阵乱抓，结果掉下架板，造成下肢骨折。1年来，经常出现奇痒，曾到某院就诊，医生诊断为皮肤瘙痒症。给予谷维素等药物口服，感觉效果不著。患者形体一般，面色暗红，性情急躁。无寒热，出汗少，经常头痛头晕，口苦咽干。饮食一般，二便尚可。舌质暗红，舌苔薄黄。脉象涩。瘙痒固定发生于前额部，阵发性发生，不定时，表面无皮损，无抓痕。

诊断：皮肤瘙痒症。

辨证：血瘀挟风。

治则：活血祛风。

处方：自拟方。鬼箭羽20g，炒桃仁10g，红花10g，白鲜皮15g，黄连6g，炒白芍20g，白何首乌15g，丹参20g，醋香附子20g，沉香（后下）5g，云木香6g，麦冬10g，茯苓20g，连翘10g。

用法：水煎服，每日1剂。

医嘱：忌发物。

二诊：4月12日，服药3剂，瘙痒明显减轻，效不更方，再进3剂。

三诊：4月16日，瘙痒偶有，续服6剂而愈。

体会：该患者情志不畅，肝气郁结，日久气滞血瘀，兼有风邪，故表现为面色暗红，舌质暗红，脉象涩，瘙痒部位固定。

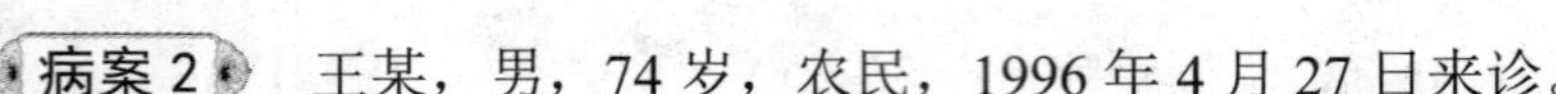

病案 2 王某，男，74 岁，农民，1996 年 4 月 27 日来诊。

主诉：全身瘙痒 6 年余。

病史：6 年前，患者感觉后背刺痒，未重视。病情逐渐加重，曾到某院就诊，医生诊断为老年瘙痒症。间断治疗，至今未愈。患者老年男性，形体偏瘦，面色无华。无寒热，皮肤干燥无汗。经常头痛头晕，两耳重听，失眠多梦。经常泛吐酸水，饮食一般，小便清长，夜尿 4 次，大便尚可。舌质红，舌苔少。脉象大。检查：皮肤瘙痒，未发现皮疹，昼轻夜重，可见抓痕。

诊断：皮肤瘙痒症。

辨证：血虚风燥。

治则：养血润燥，息风止痒。

处方：当归饮子加减。当归 12g，生地黄炭 15g，炒白芍 15g，枸杞子 20g，何首乌 10g，天麻 15g，白蒺藜 10g，炒酸枣仁 30g，防风 6g，荆芥 6g，地肤子 30g，首乌藤 40g，肉苁蓉 10g。

用法：水煎服，每日 1 剂。

医嘱：忌发物。

二诊：5 月 6 日，服药 5 剂，症状明显好转，效不更方，再进 5 剂。

三诊：5 月 14 日，瘙痒偶有，头痛头晕，失眠多梦等症状明显改善，夜尿减少，迭进 5 剂。

四诊：5 月 22 日，诸症悉除，夜尿 1 次，今索 5 剂，巩固治疗。

体会：老年患者，气血渐衰，血虚日久生风，风盛则痒。血虚头面肌肤失荣，故面色无华，头痛头晕，皮肤干燥作痒。心神失养，神不内守，故失眠多梦。

病案 3 刘某，女，77 岁，1993 年 2 月 2 日来诊。

主诉：外阴瘙痒 8 年。

病史：8 年前，患者外阴出现瘙痒，病因不详。曾到某院就诊，医生诊断为皮肤瘙痒症。间断治疗，至今未愈。患者老年女性，形体一般，无寒热，多盗汗，经常心慌。饮食一般，二便尚可。外阴瘙痒常作，搔抓破溃后流滋。舌质红，舌苔白厚。脉象滑数。

诊断：阴痒。

辨证：湿热下注。

治则：清热利湿。

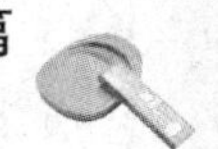

处方一：龙胆泻肝汤加减。龙胆草 4g，栀子 15g，黄芩 15g，柴胡 6g，车前子（包煎）12g，建泽泻 20g，川萆薢 30g，川木通 5g，白蒺藜 12g，节菖蒲 6g，土茯苓 30g，地肤子 30g。

用法：水煎服。

医嘱：忌鸡、鱼、茶。

处方二：自拟方。黄柏 30g，苦楝皮 30g。

用法：煎水洗患处。

二诊：2 月 6 日，服药 3 剂，瘙痒稍减，效不更方，再用 3 剂。

三诊：2 月 10 日，瘙痒大减，盗汗未作，续服 6 剂而愈。

体会：肝脉络阴器，阴户，肝之所主。该患者湿热内蕴，久病不愈，湿热下注肝经，因此出现阴户瘙痒，溃后流滋。舌质红舌苔白厚，脉象滑数，皆为湿热内盛之象。

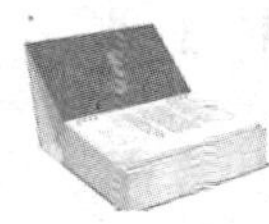

脏毒（附病案 1 则）

病案 郑某，男，51 岁，个体，2013 年 11 月 24 日来诊。

主诉：午后肛门溢黏液 2 年余。

病史：患者有慢性泄泻病史 10 余年，2 年前，感觉肛门黏腻，多在午后，未重视。病情逐渐加重，后到某院就诊，医生诊断不详，服过不少药物，效果不著。患者形体消瘦，面白无华，精神不振，声低懒言，体气臭秽。寒热不耐，但喜暖怕冷，经常头痛头晕，乏力自汗，烦躁易怒，多梦易醒，白天多困，身体沉重。饮食一般，小便少，微黄，味臊，大便每日 2 次，便后肛门灼热。每日午后肛门黏腻，味臭。血压 150/110mmHg，肛门周围有绿豆大小乳头状突起多个，颜色潮红，按压舒适。舌质淡红，舌体胖有齿痕，舌苔白厚。脉象沉弱。

诊断：脏毒。

辨证：气虚不摄。

治则：补气固摄。

处方一：补中益气汤加减。红参 5g，黄芪 20g，炒白术 6g，升麻 3g，柴胡 6g，炒枳壳 12g，黄芩炭 10g，地榆炭 15g，桃仁炭 10g，赤芍 15g，红花 10g，炒酸枣仁 20g，云木香 6g。

用法：水煎服，每日 1 剂。

处方二：自拟方。马兜铃 30g，避风草 30g。煎水洗患处。

医嘱：忌发物、厚味。

二诊：11 月 30 日，服药 5 剂，全身症状明显好转，肛门黏腻未作，但是大便出现秘结，排出困难。守上方加墨旱莲 10g，肉苁蓉 12g，当归 15g。5 剂。

三诊：12 月 8 日，全身症状进一步好转，大便每日 1 次，稍顺，肛门未再渗液，二诊方连服 10 剂，临床告愈。

体会：久泻 10 余年，中气耗伤久矣，患者一派气虚表现，久病多虚、久病无火、久病多瘀。气虚收摄无权，因而肛门黏腻。气虚日久，湿郁于下，化热挟瘀，故便后肛门灼热，体气臭秽。气虚的病例机制，在该例中均有特殊体现。

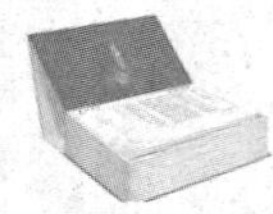

脱肛（附病案 1 则）

病案 周某，女，2 岁，1986 年 10 月 1 日来诊。

主诉：便后直肠不收 1 周。

病史：患儿经常便秘，1 周前，家长发现患儿便后直肠不收，良久方能回纳。曾到某院就诊，医生诊断为脱肛，给予药物内服，效果不著。患儿形体一般，面红怕热多汗。口渴多饮，食欲一般，食量可。大便干燥，2 日一行，便前努挣，便时肛门疼痛，便后直肠不收，良久方入。舌质红，舌苔黄厚。

诊断：脱肛。

辨证：热积大肠。

治则：清热利肠。

处方：自拟方。黄芩 8g，石膏粉 12g，淡竹叶 10g，葛根 15g，玉竹 20g，麦冬 30g，生地黄 10g，川木通 2g，炒杏仁 8g，胡麻仁 30g。

用法：水煎服，2 日 1 剂。

二诊：10 月 7 日，服药 2 剂。大便每日 1 次，未见脱肛，为防止复发，今索 2 剂以巩固治疗。

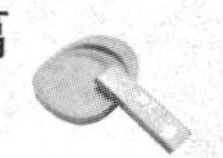

体会：该患儿胃肠积热，热邪上乘，因而出现面红，怕热多汗，口渴多饮。热灼肠津，故大便干燥。热积于里，则肛门肿痛，排便用力，腹压增大，导致肛门外翻，便后不收。舌质红，舌苔黄厚皆为胃肠积热之象。

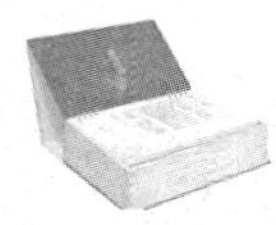

肛裂（附病案 1 则）

病案 朱某，女 37 岁，已婚，1997 年 3 月 5 日来诊。

主诉：便后肛门出鲜血 7d。

病史：患者育后出现便秘，至今 2 年余。7d 前，患者煮一只老母鸡，摄食过多，第 2 天大便排出困难，便后肛门刺痛并出血。后到某所就诊，医生诊断为肛裂，给予槐角丸口服，效果不著。患者形体一般，两颧潮红，怕热多汗，手足心热甚。饮食一般，小便尚可，大便干燥，3 日一行，便后肛门刺痛，灼热，便后出血较多，鲜红色。舌质红，舌苔少。脉象细数。

诊断：肛裂。

辨证：阴虚肠燥。

治则：养阴生津，润肠通便。

处方：自拟方。槐米 20g，玄参 15g，麦冬 50g，生地黄 20g，何首乌 35g，赤芍 12g，盐知母 15g，地骨皮 20g，建泽泻 15g，枸杞子 30g。

用法：水煎服，每日 1 剂。

医嘱：忌发物、韭菜、蒜苗。

二诊：3 月 10 日，服药 3 剂，便血极少，大便仍干 2 日 1 次，效不更方，再进 3 剂。

三诊：3 月 14 日，大便微干，2 日 1 次，便血未作，续服 3 剂而愈。

体会：该患者素体阴虚，过食辛热，导致机体阴液不足，肠燥津枯，故大便干结，排出困难。努力排便，肛门皮肤裂伤，损及脉络，血溢脉外，故便后肛门疼痛出鲜血。阴虚生内热，故两颧潮红，怕热多汗，手足心热。舌质红少苔，脉象细数均为阴虚有热之象。

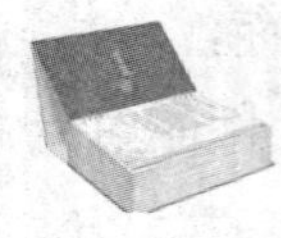

阴疮（附病案2则）

病案1 张某，男，40岁，服务人员，1986年9月15日来诊。

主诉：龟头糜烂瘙痒1周。

病史：10余天前，患者与异性同居，数日后，感觉下阴瘙痒。遂到某院就诊，医生诊断不详，建议住院治疗，患者婉拒。回家后，用煎花椒水洗患处，口服土霉素治疗。病情迅速加重，特来笔者处求治。患者面色红赤，形体一般。嗜好饮酒，无寒热，有汗不多。口气臭秽，口渴多饮。大便不爽，小便白浊涩痛。舌质红，舌苔黄厚。脉象弦数。检查：龟头糜烂，渗浊液，味臭，瘙痒，疼痛，拒触。

诊断：阴疮。

辨证：湿热下注。

治则：清热解毒，利湿敛疮。

处方：龙胆泻肝汤加减。龙胆草12g，栀子12g，生地黄15g，建泽泻15g，肉知母18g，土茯苓30g，车前子（包煎）15g，茯苓35g，防风6g，炒桃仁10g，红花10g，赤芍12g，地肤子30g。

用法：水煎服，每日1剂。

医嘱：忌鸡、鱼、茶。

二诊：9月19日，服药3剂，渗液停止，痛痒大减，效不更方，再进3剂。

三诊：9月26日，药后基本痊愈，今索6剂，巩固治疗。

体会：该患者素体湿热内盛，与异性同居后染毒，湿热与邪毒互结于龟头，导致局部气血郁滞，血败肉腐形成溃疡，糜烂渗出浊液。湿热蕴结，上冲则面色红赤，口渴多饮。下注则小便白浊涩痛，阴部生疮糜烂。

病案2 王某，男，4岁，1987年5月23日来诊。

主诉：龟头起一水疱1个月余。

病史：1个月前，患儿出现烦躁，小便时直呼尿痛，加重。仔细查看，发现龟头前端左侧起一水疱。遂到某院就诊，医生诊断用药不详，辗转异医治疗，至今未愈。患儿形体一般，面色红赤。多汗，饮食一般。小便黄，大便尚可。

舌质红，舌苔白厚。脉象数。检查：龟头前端左侧，可见一水疱，豆大，浆浊，拒触，周缘无红赤，小便时疼痛加重。

诊断：阴疮。

辨证：湿热挟瘀。

治则：清热利湿，活血消肿。

处方一：导赤散加味。淡竹叶 6g，龙胆草 3g，灯心草 5g，川木通 5g，生地黄 15g，瞿麦 10g，茯苓 20g，甜地丁 15g，炒桃仁 4g，红花 4g，甘草 10g。

用法：水煎服，每日 1 剂。

处方二：自拟方。马兜铃 20g。

用法：水煎洗患处。

医嘱：忌发物。

二诊：5 月 27 日，服药 2 剂，疱疹已溃，渗液不多，内服药同上。外用紫草膏涂抹。

疗效：药后患处结白痂，渐愈。

体会：该患儿龟头部立起疱疹，颇似单纯疱疹，但是疱疹周缘未有红斑，因此暂列为阴疮。根据患儿小便时疼痛这一显著特点，伴有舌质红，舌苔白厚。因此考虑为湿热为患，湿热郁久，与气血相搏结，内不能疏泄，因而外发肌肤，形成水疱，经久不愈。

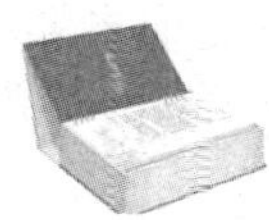

阴肿（附病案 2 则）

病案 1 王某，男，5 岁，1990 年 8 月 12 日来诊。

主诉：阴茎龟头肿大光亮 5d。

病史：5d 前，患儿阴茎龟头瘙痒，自己用双手揉搓，并用力外翻包皮。次日发现阴茎龟头肿大，遂到某院就诊，医生诊断不详，给予青霉素等药物肌内注射，口服药片数种（名称不详），至今未愈。今来笔者处求治。患儿面色微红，声音响亮，怕热多汗，食欲佳，食量大。小便尚可，大便干燥，3 日一行。舌质红，舌苔黄厚。脉象数。检查：阴茎及龟头肿大，瘙痒，光亮，皮色淡红，无疼痛。

诊断：阴肿。

辨证：湿热挟风。

治则：清热利湿，祛风止痒。

处方一：龙胆泻肝汤加减。龙胆草 1.5g，栀子仁 6g，黄芩 6g，生地黄 20g，柴胡 3g，建泽泻 6g，车前子（包煎）10g，白鲜皮 6g，地肤子 10g，大黄 10g。

用法：水煎服，每日 1 剂。

处方二：自拟方。避风草 10g，马兜铃 20g。

用法：煎水外洗患处。

二诊：8 月 14 日，服药 1 剂，肿消大半，再剂茎肿全消，瘙痒未作。今索 2 剂，防止复发。

体会：患儿内蕴湿热，下注肝经，肝经络阴器，合以外感风邪，故阴茎作痒。后因瘙痒，用手揉搓，在外力作用下，导致局部气血津液运行缓慢，产生阻滞，故红肿光亮。方选龙胆泻肝汤清热利湿，白鲜皮、地肤子祛风止痒。外用避风草，马兜铃煎洗，祛风止痒，行水消肿。

病案 2 张某，男，6 个月，1987 年 1 月 30 日来诊。

主诉：阴茎阴囊红肿 2d。

病史：2d 前，患儿突然哭闹，家长忙给患儿更换尿布，发现患儿外阴红肿，即到某院就诊，医生诊断不详，给予维生素 B_2 口服，今天病情加重，特来笔者处就诊。患儿足月顺产，母乳哺育，出生后查体未发现异常，口服泻油泻下胎粪。患儿面色红赤，无寒热，无汗。烦躁哭闹，二便尚可。舌质红，舌苔白厚。检查：阴茎、阴囊红肿光亮，拒触。皮肤无皮疹，无创口。

诊断：阴肿。

辨证：湿热下注。

治则：清热利湿。

处方一：自拟方。淡竹叶 4g，灯心草 3g，生大黄 10g，熟大黄 10g。

用法：水煎频服，每日 1 剂。

处方二：自拟方。黄柏 10g，马兜铃 20g。

用法：水煎洗患处。

疗效：2 日后即愈。

体会：该患儿出生后未下胎毒，胎热内伏蕴结胃肠，遇诱因引发湿热下注，肝经络阴器，故出现阴茎、阴囊红肿热痛。热扰心经，故患儿出现烦躁。

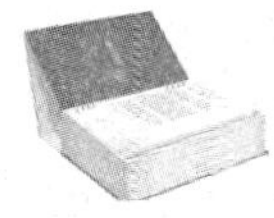

臁疮（附病案2则）

病案1 孙某，男，60岁，农民，2009年7月25日来诊。

主诉：右小腿胫侧患溃疡13年。

病史：患者青年时期从事推车劳动。1996年10月，参加修路工作，使用重镐刨路，被溅飞的碎石击伤小腿。后到某所就医，由于患处仅有表皮损伤，皮下有青紫瘀血，表皮未见大量出血。医生常规消毒后，涂以甲紫，未进行包扎。晚饭后前往浴池泡洗。次日患处红肿热痛，并出现发热。医生给予青霉素等针剂静脉滴注，3d后热退肿消。停药1d，病情复发且更为严重。住院后治疗20余天，患处开始溃烂。10余年来，四处求医，曾做过手术，夹纸膏等，至今未愈。患者形体消瘦，走路瘸行，指甲扁平，淡白无华。平素无寒热，出汗不多，情绪低落，常常落泪，导致右目失明，左目视力下降，丧失工作。饮食一般，二便尚可。检查：两下肢脉络迂曲，右下肢浮肿，皮肤乌黑。胫骨中下段偏内侧有溃疡一处，圆形，直径4cm，深达肌层，未见筋膜及骨质腐蚀，基底部紫红色，未见肉芽组织生成，溃疡边缘高凸翻如缸边，稍触则流出暗红色血液。平时溃疡多渗出清稀液体，无臭味。皮肤弹性低，犹如皮革，与皮下肌层分离，按而推动有浮大漂移感。患处痒痛交作，夜晚较剧，影响睡眠。舌质红，苔薄黄。脉象虚数。

诊断：臁疮。

辨证：热毒瘀滞，血不荣肌。

治则：解毒化瘀，养血生肌。

处方一：自拟方。忍冬藤30g，赤芍15g，黄芪15g，当归10g，炙甘草15g。

用法：水煎服，每日1剂。

医嘱：忌发物。

处方二：常规消毒，自拟葱当膏（由麻油、葱白、当归、蜂蜡组成）外涂包扎，隔日1换。

二诊：8月12日，服药10剂，皮肤变软，大部分与肌肉融合，溃疡渗液明显减少，效不更方，再用10剂。

三诊：8月26日，皮肤柔软，完全与肌肉融合，渗液不多，基底部近边缘处有肉芽组织颗粒生成，上方续服10剂。

四诊：9月10日，溃疡渗液稍有，基底部出现红活的肉芽组织颗粒，迭进10剂。

五诊：9月26日，肉芽组织继续增生，外周肿消，溃疡变浅变小。因路途较远，索30剂带走。

注：溃疡于11月21日完全愈合，2个月后脱痂。

体会：患者患有中度下肢静脉曲张，突受碎石撞伤，导致局部肌肤坏死，腐败，破溃，脱落，形成慢性溃疡。久病不愈，不断渗液，气血耗伤，筋脉失养，因此出现指甲扁平。精血不能上荣，则目暗失明。血不荣肌，则肌肉与皮肤分离。久病必瘀，局部血行瘀阻，皮肤暗黑而浮肿。进而瘀久化热挟毒，结于局部难散，故久不收口。由于患者家境困难，使用得当，小方小药也能获得良效。

病案2 孙某，男，54岁，2008年6月7日来诊。

主诉：右胫骨下段内侧发生溃疡2年。

病史：患者青年时期骑车经商，每日往返100多千米，31岁时患下肢静脉曲张，未曾治疗。2006年7月24日，劳动时不慎擦破小腿皮肤，未作处理，继而染毒，红肿热痛。遂到某所就诊，医生诊断为细菌感染。虽然经过抗感染治疗，但是病情未能有效控制，进而出现化脓，破溃。住院后给予头孢曲松钠、左氧氟沙星注射液治疗，2个月后结痂。出院后发现痂脱依然是溃疡，至今未能愈合。患者形体一般，面白少华。冬天怕冷，夏天怕热，出汗少。经常头痛头晕，睡眠不实。饮食一般，小便多黄，大便每日2次，不成形。舌质暗红，苔右边黄厚。脉象虚数。检查：右内踝上三寸有一处圆形，直径5cm大小，周缘高凸僵硬，深达骨膜，溃疡边缘及基底暗红，渗液不断，有臭味。溃疡周围皮肤暗红色，双下肢脉络迂曲。

诊断：臁疮。

辨证：湿热血虚，肌肤失养。

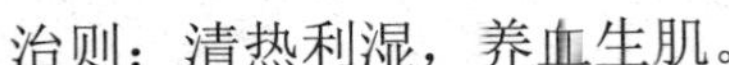

治则：清热利湿，养血生肌。

处方一：自拟方。土茯苓30g，粉萆薢20g，薏苡仁30g，炒桃仁10g，红花10g，炒山药30g，当归12g，赤芍10g，柴胡6g，怀牛膝6g，苍耳子炭10g。

用法：水煎服，每日1剂。

医嘱：忌发物、茶。

处方二：常规消毒，夹纸膏外用，隔2日换药1次。

二诊：6月17日，服药10剂，感觉良好，溃疡周缘变软变薄，渗液减少，溃口肉芽红活，效不更方，再服10剂。

三诊：6月30日，溃疡面肉芽组织增生明显，面积缩小，要求原方不动，索10剂续服。

四诊：7月16日，溃疡面高出皮肤，无渗液，溃疡表面黄白色，停服中药，外用同上，18d后结厚痂。

疗效：2个月后脱痂，告愈。

注：夹纸膏是治疗臁疮的效验方，配合内服药物，疗效更好。

体会：患者寒热不耐，舌苔右边偏黄厚，渗液气味臭，又有面白少华，舌质暗红，乃湿热血虚挟瘀之象。故使用土茯苓、粉萆薢、薏苡仁清热利湿，当归、山药养血生肌，桃仁、赤芍、红花活血化瘀。柴胡、怀牛膝升清降浊。

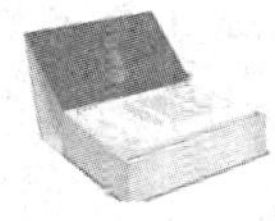

毛囊炎（附病案2则）

病案1 陈某，男，25岁，2017年5月16日来诊。

主诉：下颌部起红疹脓性颗粒5年余。

病史：5年前，患者下颌部起红疹，继之在中心部出现脓点。曾到某院就诊，医生诊断为急性毛囊炎，间断治疗，至今未愈。患者形体偏胖，面色暗红光亮。怕冷，白天出汗少，夜晚蒸蒸汗出。无头痛头晕，睡眠一般，白天需午休。口淡不渴，大便艰涩，每日1次，不干，有夜尿1次。检查：下颌部胡须根部有暗红色丘性颗粒，痒痛交作，部分颗粒中心有粟粒大小脓点，此起彼伏，可见有愈后留下的色素沉着，无瘢痕。舌尖红，苔白厚。脉象数。

诊断：慢性毛囊炎。

辨证：热郁肌肤。

治则：宣散肺热。

处方：自拟前杏石角汤。前胡 20g，炒杏仁 12g，石膏粉 15g，皂角刺 15g，红参 4g，酒肉苁蓉 8g，海浮石 20g，海蛤壳 20g，胆南星 12g，丹参 30g，炒桃仁 10g，土鳖虫 6g，红花 10g，白芷 15g，醋香附 20g，甜地丁 15g，麦冬 5g，草决明 10g，生山楂 15g，鱼腥草 20g。10 剂。

用法：水煎服，每日 1 剂。

医嘱：忌发物。

二诊：7 月 2 日，服药 10 剂，诸症悉减，红色丘性颗粒已平复，未发现新生红疹及脓点，再服 10 剂，巩固疗效。

体会：该患者发病 5 年，发病诱因忘却，由急性失治而变缓。患处较为固定，初起为红疹，继之腐败成脓，痒痛交作。因此考虑为感受风热邪毒，与局部气血互结，化腐成脓。由于患者机体正气不足，不能托邪外出，故久病不愈。

病案 2 李某，女，20 岁，2017 年 1 月 13 日来诊。

主诉：项背部起粟粒状红色丘疹 2 个月。

病史：2 个月前，患者项背部起粟粒状红色丘疹，未重视。病情迅速加重，急到某院皮肤科就诊，医生诊断为毛囊炎。给予药物口服（药名不详），外用药膏涂擦，至今收效甚微。患者形体一般，面颊潮红，手足逆冷，无汗。经常失眠多梦易醒，饮食一般，大便干燥，2 日 1 次，有夜尿 1 次。舌质红，苔白厚。脉象缓滑。检查：面颊暗红，血络充盈，项背部布满粟粒状红色丘疹，痒痛交作，此起彼伏。个别红色丘疹中心出现脓点，发际处的部分丘疹其中心有头发贯穿，抓挤后出现破溃，愈后留有暗痕。

诊断：毛囊炎。

辨证：热郁肌肤。

治则：宣散郁热。

处方：自拟方。前胡 15g，炒杏仁 10g，石膏 15g，太子参 10g，麦冬 10g，海浮石 20g，海蛤粉 20g，肉苁蓉 15g，醋香附 15g，炒桃仁 10g，红花 10g，丹参 30g，鱼腥草 20g。

用法：水煎服，每日 1 剂。

医嘱：忌发物。

二诊：1月26日，服药10剂，项背部粟粒状红色丘疹未有新生，但无消退，未见脓点，怕冷好转，睡眠也见好转，守方再服10剂。

三诊：2月26日，项背部粟粒状红色丘疹消退，局部微痒，血络仍有。上方减鱼腥草，加青黛3g分次冲服。10剂。

疗效：患者面部血络消退后，项背部粟粒状红色丘疹未再发生。

体会：该患者冬季发病，比较少见。考虑患者素体阳郁，四末因郁而阳不达，故手足逆冷。冬季寒邪外束，毛窍闭塞，阳郁化热而不能透达，故面颊暗红，血络充盈，便秘，舌红。热伤血络则出现红疹，甚者血败肉腐形成脓点。舌苔白厚，脉象缓滑乃体内挟有痰热之象。

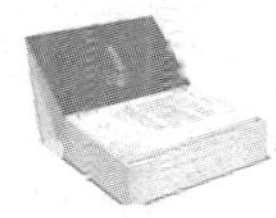

油风（附病案3则）

病案1 田某，男，30岁，餐饮，2013年4月16日来诊。

主诉：顶前头发脱落5年余。

病史：5年前，患者发现头顶前部片状落发，指甲盖大小，未重视。病情逐年加重，后到某院就诊，医生诊断用药不详，间断治疗，至今未愈。患者形体消瘦，面白无华，发黄稀疏，寒热不耐，出汗少。经常眩晕夜寐多梦，肩部肌肉经常瞤动，饥时手口颤动。食欲差，食量少，小便尚可，受凉时易出现便溏。舌质淡红，舌苔薄白，脉象细缓。检查：顶前部大面积光滑无发，不痛不痒，无头皮屑，洗头时可见盆中较多落发，发窍多数已闭。指甲扁平色淡。

诊断：油风。

辨证：肝血亏虚。

治则：养血荣发。

处方一：补肝汤加味。当归炭10g，川芎8g，熟地黄炭20g，炒白芍10g，生酸枣仁20g，熟酸枣仁20g，枸杞子15g，光木瓜15g，阿胶（烊化）10g，红花10g，土鳖虫6g，羌活3g。

用法：水煎服，每日1剂。

医嘱：忌厚味。

处方二：梅花针叩患处，每周1次。

二诊：5月3日，服药10剂，平淡无奇，久病难速愈，再进10剂。

三诊：5月20日，洗头时落发明显减少，感觉全身有力，效不更方，续服10剂。

四诊：6月10日，患处可见毳毛重生，触之碍手，又服20剂，临床告愈。

体会：肝主筋，其华在爪，肝血不足，爪甲失荣，故爪甲淡白扁平。血虚生风动，故肌肉瞤动，手口颤动。发为血之余，血虚则无以上荣，故发失所养而落，眩晕。血虚日久，血脉枯燥，血行瘀滞。瘀血不去，新血难生，形成恶性循环，久病不愈。故养血的同时，佐以活血之药。

病案2 罗某，女，34岁，已婚，2006年6月1日来诊。

主诉：头顶部束状落发2个月余。

病史：2个月前，患者洗头后发现面盆出现大量落发，未重视。后病情迅速加重，遂到某院就诊，医生诊断为脂溢性皮炎。给予过氧化氢药水外用，口服药片数种，至今未愈。患者形体消瘦，面色萎黄。怕冷，一夜不暖，下半夜容易出汗。上半夜不困，下半夜睡眠时间短，易醒。饮食一般，二便尚可。头皮瘙痒，多油脂，头发束状脱落，头顶可见片状光秃。舌质淡红，舌苔薄白。脉象弱。月经周期尚准，量多，色淡，有条状块，不多。末次月经5月12日。

诊断：油风，脂溢性皮炎。

辨证：气血不荣。

治则：补气养血，荣发止脱。

处方一：自拟方。炒白术15g，当归13g，炒白芍20g，熟地黄26g，制何首乌20g，盐补骨脂12g，陈皮13g，丹参30g，白鲜皮20g，地肤子30g。

用法：水煎服，每日1剂。

处方二：自拟方。避风草30g，急性子30g。

用法：水煎洗头。

医嘱：忌厚味。

二诊：6月15日，服药10剂，头皮瘙痒减轻，其余未见明显效果，守方续服10剂。

三诊：7月2日，头痒未作，落发未见，睡眠转佳，续服10剂巩固治疗。

体会：该患者是油风与脂溢性皮炎合并症，根据患者临床表现，笔者认为

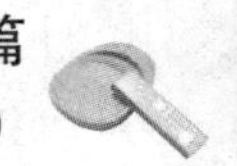

患者气血不足，无以上荣，故形体消瘦，面色萎黄，头发失荣，因而出现束状掉发，片状脱落。气虚不能运化、不能固摄，故出现脂溢于头部皮肤，出现脂多。气血不足，血虚生风，故头皮作痒。由于精血互生，血虚不能养精，精虚不能化赤，日久影响肾、影响肝，肝血不足，血不舍魂，故睡眠不实。舌淡脉弱，经色淡也为气血亏虚之象，总之该案病因病机复杂，如何取舍，取决于个人认识。

病案3 董某，男，12岁，学生，1985年8月16日来诊。

主诉：顶前部头发片状脱落半年余。

病史：半年前，春节刚过，家长发现患者头顶前部头发脱失一块，未重视。病情逐渐加重，曾到某院就诊，医生诊断为斑秃。给予外用药水（院内制剂）涂擦，口服药片数种（名称不详），至今未见明显好转。今来笔者处求治。患者形体消瘦，面色萎黄，无寒热，有汗不多。经常头晕，食欲差，食量少，口微渴，饮水不多。小便尚可，大便秘结，2日一行。舌质淡红。脉象细弱。检查：头发细黄，顶前部头发片状脱落，呈“Y”字形，不痛不痒，洗头时未见大量头发。

诊断：油风。

辨证：血虚不荣。

治则：养血荣发。

处方：四物汤加味。当归10g，何首乌20g，熟地黄15g，川芎6g，生白芍6g，黑芝麻30g，红花6g，麻黄1g。

用法：水煎服，2日1剂。

二诊：8月29日，服药6剂，未见动静，守方再服6剂观察。

三诊：9月12日，患处长出细黄纤发，触之碍手，大便仍干燥，守上方加补骨脂10g助阳通便。

四诊：9月24日，患处头发遍布，色黑，大便转软，给予黑芝麻30g，10剂煎服。

体会：中医学认为发为血之余，头发的生长与脱落，直接反映了机体血液供应的充盈与不足。另外，肾中精气充盛，头发则生长粗壮。因为肾藏精，肾中精气的充盈，依赖血液的滋养，同时血液的生化，也依赖肾中精气的气化。即精血互生，精血同源。该患者少年男性，机体血液亏虚，肾中精

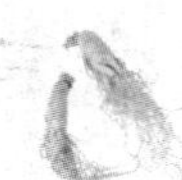

气失充，不能满足机体生理需求，位于远端的头发，失去局部营养，因而脱落。方中以四物汤补血，何首乌、补骨脂补肾中精气，黑芝麻滋阴润燥，红花活血行血使血液运行至患处，麻黄量轻既能通络引药上行，又能防止熟地黄之腻碍。

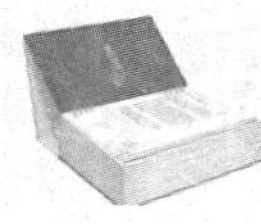

胬肉（附病案2则）

病案1 程某，男，44岁，个体，2006年11月16日来诊。

主诉：右手拇指桡侧肉芽增生半年余。

病史：半年前，患者用清洁球擦拭门边，因用力过猛，清洁球中的钢丝勒伤拇指，当时未做处理。大约2周后，患处长成肉芽组织，豆大，并不断生长。曾到某院就诊，医生诊断不详，虽经数次剪除，但是肉芽仍然不断新生，今来笔者处求治。患者无寒热，有汗不多，经常口干口苦，小便短黄，大便干燥。舌质红，舌苔薄黄。脉象弦数。检查：右手拇指桡侧端，可见一黄豆大小的肉芽组织，鲜红色，触之出血，微痛，不痒。

诊断：胬肉。

辨证：热毒内蕴。

治则：清热解毒，腐蚀平胬。

处方一：自拟方。蒲公英30g，紫花地丁30g，黄连10g，建泽泻10g，大黄10g。

用法：水煎服，每日1剂。

处方二：常规消毒，紫草膏外涂正常皮肤，乌梅炭布患处，包扎，3日1换。

医嘱：忌发物。

二诊：11月22日服药3剂，胬肉明显缩小，守上方，继续治疗。

三诊：11月28日，胬肉已平，停服中药，外用紫草膏包扎。

体会：该患者拇指被异物创伤，由于该异物不洁，且失于处治，以至毒邪久居，毒邪与内热合邪，热毒内盛，搏结于局部，气血郁滞，经脉阻塞，形成胬肉。

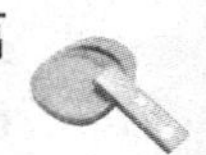

病案 2 周某，男，26 岁，1988 年 12 月 3 日来诊。

主诉：右手示指桡侧肉芽侧出 2 个月余。

病史：2 个月前，患者右手示指甲脚处疼痛，次日寒战头痛，急测体温 39.0℃。遂到某所就诊，医生诊断为疔疮，给予静脉滴注青霉素等药物，口服药物名称不详，外用鱼石脂软膏包扎。2d 后体温渐退，但是甲缘红肿疼痛转剧，昼夜无休止，疼痛难忍。医生用注射器针头刺之，渗出鲜血少许，未发现脓液，当时疼痛大减，继用鱼石脂包扎。1 周后，针刺处出现一肉芽组织，逐渐增大，医生用剪刀剪除。不久肉芽组织再度长出，如此反复，至今未愈。患者无寒热，多汗，全身无异常感觉。饮食一般，二便尚可。舌质红，舌苔薄黄。脉象滑数。检查：右手示指桡侧甲脚处，可见一肉芽组织增生，黄豆大小，鲜红色，触痛，触之易出血。

诊断：胬肉。

辨证：热毒内盛。

治则：清热解毒。

处方一：牛黄解毒片 2 包，每次 6 片，每日 3 次，口服。

处方二：南蛇藤酒消毒，紫草膏护正常皮肤，乌梅炭布患处，包扎，3 日 1 换。

医嘱：忌发物。

二诊：12 月 9 日，胬肉萎缩变软，上方继用。

三诊：12 月 16 日，胬肉消退，紫草膏继续包扎，善后。

体会：患者初患疔疮，由于早期脓未成熟，过早刺破以至于皮肤开放而生胬肉。

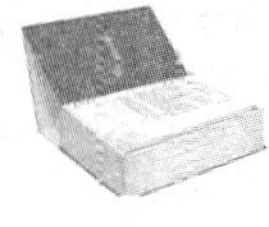

冻疮（附病案 2 则）

病案 1 王某，男，10 岁，学生，1987 年 1 月 21 日来诊。

主诉：两足后跟肿痛 20 余天。

病史：20 多天前，患者穿单鞋上学，因天气突变，未注意保暖，继之出现两足后跟肿痛。未治疗，病情逐渐加重，至今未愈。患者两足行走稍僵，两足

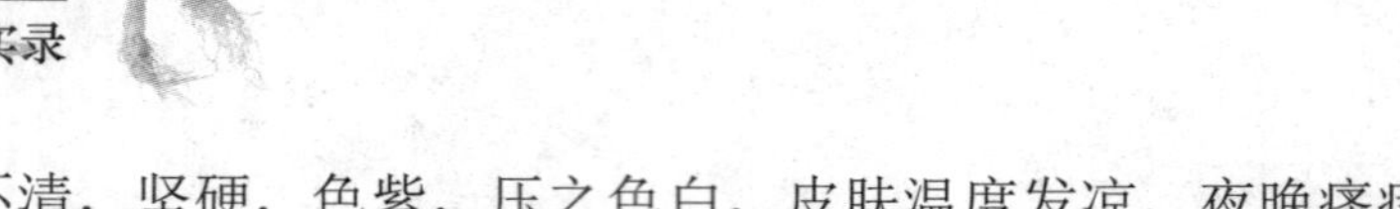

后跟肿痛，界限不清，坚硬，色紫，压之色白，皮肤温度发凉，夜晚瘙痒，未见疮疡。

诊断：冻疮。

辨证：寒凝经络。

治则：温经散寒。

处方：自拟方。肉桂 20g，细辛 5g，当归 10g，附子 10g。

用法：水煎泡洗，每次 2h。

医嘱：注意保暖。

疗效：3d 后，局部症状消失。

体会：寒冷季节，该患者保暖不周，上学久坐，两足后跟暴露于外，感受寒邪，血为寒凝，运行不畅，阻滞不通，因而作肿。局部失于温养故皮肤发凉，僵硬疼痛。方用附子、肉桂、细辛温经散寒，当归温经养血活血。

病案 2 朱某，男，12 岁，学生，1988 年 2 月 7 日来诊。

主诉：右手手指冻疮溃烂 1 个月余。

病史：患者有冻疮病史，1 个月前，气温骤降，保护不周，手指出现冻疮。后到某所就诊，医生给予冻疮膏外用，效果不著，由于需要写字，长期暴露，病情逐渐加重并出现溃烂，治疗至今，未能痊愈。患者形体消瘦，面白形寒，手足不温。右手小指，无名指，中指第 1 关节处皮肤紫暗，表面出现豆大溃疡，渗液较多，清稀。溃疡面色白，麻木，僵硬，疼痛不著，遇热瘙痒。

诊断：冻疮。

辨证：寒凝血瘀。

治则：温经散寒，活血化瘀。

处方：自拟方。莨菪子适量，研粉，熟麻油适量，调成莨菪子膏。

用法：常规消毒，外敷莨菪子膏，用消毒脱脂棉厚缠，胶布固定。

医嘱：注意保暖。

疗效：1 周后取下，结痂干燥待脱。

体会：该患者素体阳虚，阳虚生内寒，故面白，形寒肢冷，冬季易患冻疮。内寒容易招致外寒，故严寒季节，保暖不周，长期肢节暴露，导致寒邪侵入，失治日久，内外合邪，血为寒凝，肌肤不仁，对温度感觉不敏感，因此容易因遇热或搔抓出现溃烂，久不收口。方选莨菪子辛热活血化瘀，止痛生肌。

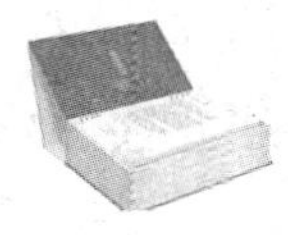

烧伤（附病案2则）

病案1 龙某，男，44岁，农民，1988年8月17日来诊。

主诉：右下肢胫骨前烫伤，久不收口2个月余。

病史：2个月前，患者右下肢不慎被摩托车排气管烫伤。后出现水疱，继之溃烂，外用许多单方验方治疗，效果不著。曾到某院求治，医生建议住院治疗，患者经济拮据，继续购药治疗，自己治疗2个月余，病情未见好转，特来求治。患者中年男性，形体一般，无寒热，多汗，经常头痛头晕，睡眠一般。饮食一般，二便尚可。检查：右下肢胫骨前，丰隆穴处，可见一椭圆形溃疡，约3cm大小，深达肌层，基底红白相间，渗液较多，有异味。

诊断：烧伤。

辨证：热毒蚀肌。

治则：清热解毒，去腐生肌。

处方一：自拟方。忍冬藤30g。

用法：煎水代茶饮。

处方二：自拟方。室经纸适量，烧灰，麻油调成膏备用。

用法：常规消毒，室经膏厚敷包扎。

医嘱：忌发物。

疗效：1周后溃疡面平复，逐渐结痂，待脱。

体会：该患者烫伤后，失治误治，热毒结聚不散，气血郁滞，血败肉腐，形成溃疡，日久不愈。发为血之余，经为血之余，功同血余炭，具有消瘀疗疮功效，室女经纸，易于收集，烧炭后，方便使用。临床应用，效果可靠，该方是古代医家智慧结晶。血余炭治疗烫伤，临床也有许多报道。

病案2 姚某，男，14岁，学生，1989年6月7日来诊。

主诉：右前臂烫伤，久不收口1个月余。

病史：40多天前，患者右侧手臂不慎被开水烫伤，家长取出数月前浸泡好的乳鼠油涂擦。次日患处出现较大水疱，并伴有发热。遂到某院就诊，医生收入该院住院治疗，期间静脉滴注药物（名称不详），外用药物涂抹愈合，发热逐渐消退。治疗20余天，患处未能愈合。出院后，多方治疗，至今未愈。患者形体一般，无寒热，出汗多。饮食一般，二便尚可。检查：右上肢前臂肘窝前下方，可见一溃疡，胡桃大小，渗液较多，清稀，基底腐肉色白。

诊断：烧伤。

辨证：热毒蚀肌。

治则：清热解毒，去腐生肌。

用法：生肌玉红膏。常规消毒，外涂生肌玉红膏，辅料覆盖，胶布固定，隔日 1 换。

医嘱：忌发物。

疗效：用药 3d，溃疡面积收缩，半个月后结痂，待脱。

体会：该患者被开水烫伤，灼伤肌肤，伤津损液。外用乳鼠油涂擦，招致邪毒入侵，合以热毒，深入营血。正邪抗争，因而出现发热。治疗未愈，出院过早，后治疗失当，导致溃疡久不收口。

妇 科 篇

本篇记录了一些女性特有的疾病的诊疗，如月经病、产后病、不孕症等，是《医海存真》的补充病案。由于女性的解剖及生理具有特殊性，因此病种不同，治法各异。女性同胞肩负延续后代的主要责任，保障她们的身体健康，防治妇科疾病发生，减少遗传疾病，对优生优育尤为重要。本篇对不孕症的治疗，让患者自测基础体温，可明显提高诊断的准确性，对提高治愈率有很好的借鉴作用。

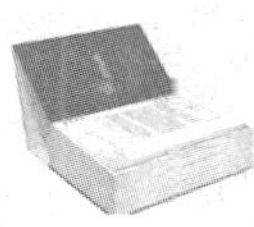

月经先期（附病案3则）

病案1 张某，女，17岁，学生，2016年9月13日来诊。

主诉：月经提前半个月1年余。

病史：患者13岁初潮，经期尚准，经行无明显异常。1年前，患头皮癣，大量脱屑。遂到某院就诊，医生诊断为脂溢性皮炎。给予过氧化氢溶液外用，口服药物数种（名称不详）。用药后当月出现月经提前，且逐渐加重，间断治疗至今未愈。患者形体一般，面色红，怕热，自汗，盗汗，醒时必出汗，上半夜入睡困难，白天不困。饮食一般，二便尚可。月经提前半个月，经前腰痛乏力，经净方止，月经量少，质黏稠，色暗，有小块。舌质淡红，舌苔白厚。脉象沉数无力。

诊断：月经先期。

辨证：脾肾两虚，热邪下扰。

治则：健脾固肾，清热调经。

处方：自拟方。黄芪 15g，芡实 15g，炒山药 30g，乌贼骨 20g，煅牡蛎（先煎）20g，牡丹皮炭 10g，生地黄炭 g，墨旱莲 15g，地骨皮 10g，炒苍术 15g，薏苡仁 40g，建泽泻 10g，炒枳壳 6g，焦山楂 15g。

用法：水煎服，每日 1 剂。

二诊：10 月 22 日，服药 10 剂，月经周期 25d，出汗骤减，再索 10 剂，巩固治疗。

体会：该患者病因较多，因此久治不愈。首先是内蕴湿热，循经熏蒸，出现头皮脱屑。服药后出现月经先期，多方治疗，经久不愈。临床虽然表现一派热象，但是经前腰痛乏力，因此考虑久病引起脾气不足，肾虚不固较为重要。

病案 2 郭某，女，19 岁，未婚，1990 年 11 月 4 日来诊。

主诉：月经周期提前 2 年余。

病史：患者 14 岁初潮，经期不规律，2 年前出现月经周期提前 10d，服过一些西药，效果不著。患者形体消瘦，面色㿠白。无寒热，多汗，体倦乏力，经常头痛头晕，腰酸。饮食一般，二便尚可。月经周期尚准，每月提前 10d，量多，色淡红，经前小腹空坠，末次月经 10 月 26 日。舌质淡红，舌苔薄白。脉象弱。

诊断：月经先期。

辨证：气虚不摄。

治则：补气摄血调经。

处方：补中益气汤加减。红参 6g，黄芪 20g，炒白术 12g，当归 10g，熟地黄炭 20g，炒白芍 10g，桂圆肉 10g，生酸枣仁 20g，炒升麻 4g，陈皮 10g，炙甘草 10g。

用法：水煎服，每日 1 剂。

二诊：11 月 10 日，服药 5 剂，身体感觉有力，出汗明显减少，守方再进 5 剂。

三诊：11 月 17 日，全身症状明显好转，面色泛润，续服 5 剂。

四诊：11 月 22 日，全身症状悉退，月经未至，迭进 5 剂观察。

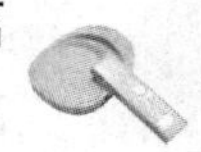

五诊：11月27日，4d前月经潮至，经色、经量转正，索服5剂巩固治疗。

体会：中气虚弱，升举无力，故小腹空坠，体倦乏力。气不摄血，冲任不固，故经来先期，量多。脾虚化源不足，不能上荣，故头痛头晕，面色㿠白，不能奉心化赤，故月经淡红。

病案3 吴某，女，14岁，学生，2011年9月4日来诊。

主诉：月经周期提前9个月。

病史：患者13岁初潮，经期尚准。今年1月，月经周期突然提前10d，病因不详，未重视。病情逐渐加重，伴随症状逐渐增多，曾到某院就诊，医生诊断不详，给予药物口服，初服效果较佳，停用后症状依然。患者形体消瘦，面色萎黄。无寒热，自汗多。经常头痛头晕，两目坐起生花，疲倦乏力。饮食一般，二便尚可。舌质淡红，舌苔厚黄。脉象细弱。月经周期提前10d，量多，色淡，质稀。有块不多、不大，经行小腹空坠感，末次月经8月17日。

诊断：月经先期。

辨证：气虚不摄。

治则：补气摄血调经。

处方：举元煎加味。红参6g，黄芪15g，炒白术10g，升麻3g，炙甘草5g，当归炭10g，三七3g，牡丹皮炭10g，栀子炭6g。

用法：水煎服，每日1剂。

二诊：9月8日，服药3剂，自汗明显少，身体稍感有力，效不更方，再进3剂。

三诊：9月12日，诸症悉减，体力倍增，月经未至，续服3剂。

四诊：9月16日，昨天行经，量中，色正，临床告愈。

体会：该患者中气不足，气虚不固，经血失约，月经量多而先期而至，失治不愈，气虚火衰，故月经色淡质稀。气虚阳气不布，故面色萎黄，疲倦乏力，头痛头晕，目眩。中气不足，升举乏力，故经行小腹空坠。舌质淡红，脉象细弱均为气虚血弱之象。气虚失运，湿浊蕴结胃肠，郁而化热，故舌苔厚黄。故宜举元煎补气摄血，升举阳陷，当归炭、三七补血止血，牡丹皮炭、栀子炭止血，兼清郁热。

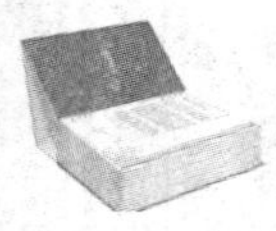

月经后期（附病案2则）

病案1 汤某，女，32岁，已婚，2017年5月15日来诊。

主诉：月经量少，稀发3年余。

病史：患者14岁初潮，经期尚准，量偏多，经期小腹部疼痛，婚育后一直如此。3年前，发现月经量明显减少，经期逐渐延后。曾到某院就诊，医生诊断用药不详，间断服药治疗，病情依然逐渐加重，今来笔者处求治。患者形体消瘦，两颧潮红，怕热很少出汗。经常头痛头晕，夜间易醒，白天不困。饮食一般，大便2日1次，干燥，小便尚可。月经周期50d，量极少，色暗。经行腰酸腰痛，牵引小腹部腹痛，较重，影响工作，得暖稍舒。舌质暗红，舌苔薄白。脉象沉缓。末次月经4月27日。

诊断：月经后期。

辨证：阴血不足。

治则：育阴养血。

处方：自拟方。炙黄精300g，枸杞子200g，菟丝子200g，鹿角霜100g，生地黄150g，熟地黄200g，当归150g，川芎100g，炒白芍300g，制远志100g，五味子100g，地骨皮150g，牡丹皮100g，丹参300g，泽兰200g，肉桂20g，淫羊藿60g，制香附子120g，茯苓200g，醋炙延胡索300g，益母草200g，制成膏剂。

用法：分1个月服完。

二诊：7月4日，服药一料，经行2次，量中。给予浓缩杞菊地黄丸2盒，每次8粒，每日2次口服，巩固疗效。

体会：该患者久患月经量多，失于调理，终致阴血过度耗伤，血虚不能上荣，则头痛头晕，冲任失养，血海不能按时满溢，因而出现月经量少，稀发。血不养阴，阴虚则内热，故形体不充，两颧潮红，怕热无汗。久病不愈，挟有瘀血，伤及阳气。治疗上也需顾及，由于患者怕药太苦，难闻，故以膏方矫味。

病案2 颜某，女，32岁，已婚，2008年3月6日来诊。

主诉：经行延期10d半年余。

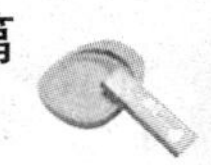

病史：半年前，患者发现月经迟至，病因不详，未重视。病情逐渐加重，后到某院就诊，医生经过多项检查，诊断为盆腔积液，未间断服药，治疗至今，效果不著。患者怕冷，但是手足不怕冷，后背僵硬有凉感，出汗少。经常头晕，烦躁易生气，夜间睡眠易醒，良久方能再入睡。饮食一般，二便尚可。经前乏力，经期后延10d，量少，颜色正常，有块不多，末次月经2月17日。舌质暗红，舌苔白厚燥。脉象沉弦。

诊断：月经后期。

辨证：气滞型。

治则：理气调经。

处方：十味香附丸加减。当归15g，川芎10g，熟地黄20g，白芍15g，枸杞子15g，炒杜仲20g，怀牛膝6g，醋香附20g，醋炙延胡索20g，桂枝6g，茯苓30g，牡丹皮10g，炒白术10g，旱半夏10g，泽兰15g，黄柏6g。

用法：水煎服，每日1剂。

医嘱：控制情绪，少生气。

二诊：3月17日，服药10剂，烦躁生气现象、脉象好转，后背仍有凉感，但是不再僵硬，效不更方，再进5剂。

三诊：3月27日，月经延后4d，全身症状轻微，今索5剂巩固治疗。

体会：忧思恼怒，气机失畅，肝气郁结，气不行血，血为气滞，血海不能按时满溢，故月经后期而至，量少，有块。

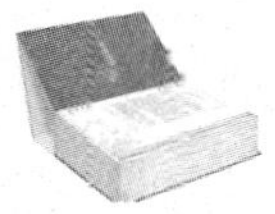

崩漏（附病案3则）

病案1 郭某，女，22岁，已婚，1991年6月23日来诊。

主诉：阴道大出血一夜。

病史：患者1个月前意外流产，产后恶露淋漓不断，未重视。昨天晚上，突然阴道大出血，一夜未止，今日清晨，前来急诊。患者形体一般，面色苍白，无寒热，头晕目眩，气短乏力，自汗多，二便尚可。舌质淡白，脉象虚数。阴道下血不止，鲜红色，无块量极多。

诊断：崩漏。

辨证：气虚不摄。

治则：补气摄血。

处方：补中益气汤加减。边条参 30g，黄芪 40g，炒白术 40g，当归炭 10g，茯苓 35g，枸杞子 30g，柴胡 10g，升麻 10g，云木香 3g，黄芩炭 10g，焦山楂 30g。

用法：水煎服，每日 1 剂。

医嘱：卧床休息。

二诊：6 月 26 日，服药 3 剂，下血已止，今索 3 剂，巩固治疗。

体会：该患者为小产，恶露不应过多、过久。患者失于调理，正气渐虚，冲任不固，不能摄血，因而出现崩下危疾。

病案 2 丁某，女，18 岁，学生，2006 年 9 月 22 日来诊。

主诉：经行淋漓半个月方净 6 个月。

病史：患者 13 岁初潮，周期 28 ～ 29d，带经 4 ～ 5d，经期无异常。6 个月前行经，淋漓不净，遂到某院就诊，医生诊断不详。给予宫血宁、云南白药、阿莫西林胶囊口服，效果不著，间断治疗，至今未愈。患者青年女性，面色红润，怕热自汗。上半夜入睡困难，白天不困。食欲差，食量少，口干微渴。小便色黄量少，大便黏滞不爽。舌质红，苔黄厚。脉象沉缓。月经周期尚准，色鲜红，量中，质黏稠，淋漓不断，半个月方净。

诊断：经漏。

辨证：湿热下注，扰乱经室。

治则：清热利湿调经。

处方：二妙散加味。黄柏炭 15g，炒苍术 12g，茵陈蒿 30g，赤小豆 100g，薏苡仁 50g，生地黄炭 20g，白芍 15g，地骨皮 15g，麦冬 20g，党参 20g，柴胡 3g，炒枳壳 6g。

用法：水煎服，每日 1 剂。

医嘱：忌厚味。

二诊：10 月 26 日，服药 10 剂，偶有点滴，8d 经净，效不更方，再进 10 剂。

体会：该患者青年女性，内蕴湿热，早期使用温热，固摄之药，导致湿热

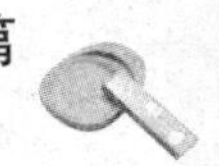

邪恋，因而久病不愈。湿热之邪，内蕴胃肠，循经上蒸则口干微渴。湿热互结肠道，则大便黏滞不爽。下注热扰血室则月经黏稠，淋漓不断。舌红苔黄厚乃湿热之象。

病案 3 王某，女，19 岁，学生，2008 年 2 月 5 日来诊。

主诉：月经淋漓不断 3 个月余。

病史：半年前，天气炎热难耐，患者摄入冷饮较多，当月月经延期 5d，未重视。病情至今加重，近 3 个月来，月经淋漓半个月方尽，特来求治。患者形体一般，面色暗红。怕冷无汗，睡前莫名其妙出汗，四肢觉热，伸出被外则凉，腰部常酸，睡眠一般，白天多困，服归脾丸、补中益气丸症状加重。口渴多饮，食欲一般，二便尚可。月经周期延后 10d，量时多时少，颜色深红，淋漓半个月方尽，末次月经 1 月 18 日。带下色黄，有血丝。舌质红，舌苔白厚腻。脉象短数。

诊断：经漏。

辨证：湿热下注。

治则：清热利湿。

处方：自拟方。蚕沙 20g，黄柏炭 12g，黄芩炭 10g，茜草炭 15g，三七 3g，熟地黄 25g，淮山药 30g，地榆炭 12g，枸杞子 30g，怀牛膝 6g，益母草 20g，肉苁蓉 6g，建泽泻 15g，砂仁 4g。

用法：水煎服，每日 1 剂。

医嘱：忌厚味。

二诊：2 月 15 日，服药 5 剂，睡前未再出汗，带下未见血丝，其余症状依然，守方再服 5 剂。

三诊：2 月 25 日，月经前天而至，腰酸好转，续服 3 剂。

四诊：4 月 4 日，本次月经第 8 天即净，怕冷症状也出现好转，索 5 剂巩固治疗。

体会：盛夏季节，暑湿当令，过饮寒凉，导致湿热与寒凉内结，下注胞宫，扰乱气机，气机逆乱，冲任损伤，不能制约经血，因而妄行。根据四肢发热，伸出被外则凉这一特殊之矛盾性症状。舌质红苔黄腻，脉象短数，带下黄有血丝等均为湿热之象。

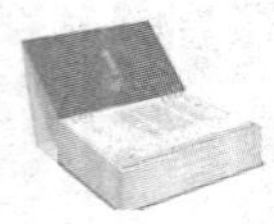

经行身痛（附病案3则）

病案1 田某，女，34岁，已婚，2017年5月25日来诊。

主诉：经行关节疼痛5个月。

病史：5个月前，患者经前洗浴，浴后迎风行走，感觉身凉。次日出现乏力，关节疼痛，未重视。后来数月出现经行关节疼痛，曾到某院就诊，医生诊断不详，间断服药治疗，病情有增无减。患者形体一般，面色暗红，寒热不耐，易出汗。偶有头晕，睡眠差，易醒，白天不困。饮食一般，二便尚可。舌质淡红，舌苔薄白，脉象沉缓。经期尚准，量少，色暗有块较多，腰部酸时出现大块，经行乏力全身关节疼痛，末次月经5月19日。

诊断：经行身痛。

辨证：血瘀。

治则：扶正散寒，活血通经。

处方：自拟方。党参30g，当归12g，川芎12g，熟地黄30g，鸡血藤30g，防风5g，烫骨碎补20g，炒桃仁10g，红花10g，首乌藤40g，陈皮10g，砂仁（后下）5g。

用法：水煎服，每日1剂。

医嘱：经期注意保暖。

二诊：7月12日，服药10剂，诸症悉减，再服10剂以期根治。

体会：隆冬季节，该患者行经前沐浴，腠理大开，防护不当，风寒之邪乘虚而入。由于正气不足，邪凝经络，气血运行不畅，故全身关节疼痛。血为寒凝，故月经量少，色暗有块。

病案2 孟某，女，17岁，学生，2008年2月28日来诊。

主诉：经行流涕1年余。

病史：1年前，患者发现每次行经流清涕，病因不详，未重视，病情逐渐加重，曾到某院就诊，医生诊断不详，间断服药，至今未愈。患者形体一般，面色红赤，怕冷，无汗。睡眠一般，口渴多热饮，饮后不解渴，经常牙痛，咽痛，口舌易生疮。食欲一般，二便尚可。月经周期延后1周，量中，色正，无块，无明显不适。舌质红，舌苔薄白。脉象沉缓。

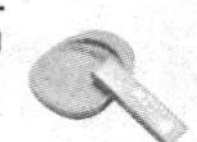

诊断：经行流涕。

辨证：寒热失调。

治则：温清并用。

处方：乌梅丸加减。乌梅15g，熟附子（先煎30min）10g，细辛3g，干姜1g，黄连6g，黄柏6g，当归10g，白参3g，云木香3g，桂枝6g，茯苓20g。

用法：水煎服，每日1剂。

医嘱：经期注意保暖。

二诊：3月10日，服药5剂，口渴脉象减轻，再服5剂。

三诊：3月22日，怕冷症状明显好转，续服5剂。

四诊：4月1日，前天月经来潮，未见流涕，索5剂巩固治疗。

体会：该患者病因不详，但是厥阴证特殊，即寒热错杂，消渴明显。失治误治，容易引起经行身痛，经行流涕，可能属于经行身痛的先兆。

病案3 张某，女，20岁，未婚，2008年2月27日来诊。

主诉：经前流涕6个月余。

病史：6个月前，患者经前无故出现流涕，经后则止，未重视。几个月来，月月如此，遂到某院就诊，医生诊断不详，给予药片数种口服，至今未愈。患者形体一般，面色苍白。手足逆冷，冬季年年有冻疮，无汗。长期夜班，白天休息。经常头晕目眩，口渴多饮，饮水则解，喜凉饮。小便频，色清，大便干燥，2日一行。月经13岁初潮，周期尚准，量中，色正常，有块较小、不多，经前涕流量多，色清，经时小腹部坠痛，凉如冰块，腰不痛，末次月经2月9日。舌质淡红，舌苔薄白。脉象沉微。

诊断：经行流涕。

辨证：血虚寒郁。

治则：养血通脉，温经散寒。

处方：当归四逆汤加减。当归15g，红参3g，桂枝10g，白芍15g，细辛3g，生姜3片，黄连炭3g，木通3g，麦冬10g。

用法：水煎服，每日1剂。

医嘱：经期注意保暖。

二诊：3月5日，服药5剂，口渴大减，月经未至，续服5剂。

三诊：3月16日，前日经至，未见流涕，腹部未见坠痛，腹部不凉，迭进

5剂巩固治疗。

体会：该患者长期夜班，人体生活规律出现倒颠，气血暗耗，出现亏虚，血虚失荣，故面色苍白，头晕目眩。感受寒邪，御外功能不足，形成血虚寒凝。寒凝经脉，留滞肢节，故出现四肢逆冷，经行血虚更甚，故经前出现流涕。寒凝胞宫，故腹部冰冷，小便清频。血虚脉道不充，故脉象沉微。

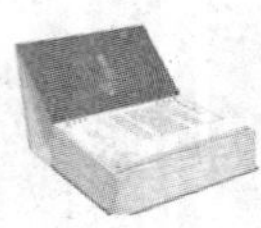

经断前后诸证（附病案2则）

病案1 王某，女，49岁，农民，1986年4月27日来诊。

主诉：轰热汗出1年余。

病史：1年前，患者月经规律出现错乱，继之出现全身轰热，汗出，未重视。病情逐渐加重，伴随症状越来越多，曾到某院就诊，医生诊断为更年期综合征。间断服药治疗，未见明显效果，今来笔者处求治。患者形体消瘦，两颧潮红，头晕耳鸣，心慌心跳，五心烦热，阵发性轰热出汗，烦躁易怒，目胀，夜间腰痛。口苦咽干，饮食一般，大便干燥，小便尚可。舌质红，舌苔少。脉象细小。月经周期无规律，量多鲜红。血压150/90mmHg。

诊断：经断前后诸证。

辨证：阴虚阳浮。

治则：滋阴潜阳。

处方：左归饮加减。熟地黄40g，枸杞子30g，怀山药30g，山茱萸10g，茯苓10g，朱茯神30g，烫龟甲（先煎）30g，天麻20g，柏子仁10g，墨旱莲15g，醋香附10g。

用法：水煎服，每日1剂。

二诊：5月14日，服药10剂，轰热汗出明显减少，效不更方，再进10剂。

三诊：5月29日，轰热汗出偶有，其余症状悉减，迭进10剂，临床痊愈。

体会：该患者年已七七，肾气渐衰，冲任亏虚，精血不足，对藏腑生理功能供养减少，肝肾阴虚，水不涵木，肝阳失潜，故轰热汗出，两颧潮红，头晕耳鸣，烦躁易怒，月经无规律。肾阴亏虚，不能上济于心，心肾不交，心慌心跳。舌红少苔，脉象细小皆为阴虚之象。

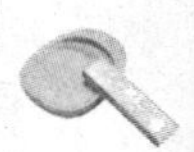

病案2 程某，女，47岁，2008年3月28日来诊。

主诉：面浮肢肿2年。

病史：2年前，患者月经周期出现紊乱，继之出现浮肿，未重视。后来病情逐渐加重，遂到某院就诊，医生诊断为更年期综合征，给予更年康等药物口服，初服有效，久用效果不著。今来笔者处求治。患者形体一般，面色暗黑，形寒怕冷，倦怠乏力，午后下肢沉重，晨起出汗，面浮肿。经常头晕，睡眠易醒，腰部酸痛。饮食一般，小便频，夜尿3次，大便尚可。舌质淡胖有齿痕。脉象沉弱。月经周期无规律，量多，暗红色，有块较多。血压150/100mmHg，下肢可凹性浮肿。

诊断：经断前后诸证。

辨证：肾阳虚。

治则：温肾健脾，活血化瘀。

处方：右归丸加减。熟地黄炭20g，炒淮山药20g，山萸肉10g，枸杞子炭20g，熟附子（先煎30min）10g，肉桂（后下）3g，杜仲炭20g，鹿角胶（烊化）15g，菟丝子20g，党参10g，红花10g，丹参30g，炒桃仁10g。

用法：水煎服，每日1剂。

二诊：4月22日，服药10剂，药后效果不著，未再服药。近期感觉下肢有力，腰部不再酸痛，症状出现好转，今索10剂续服。

三诊：5月6日，诸症稍有，再索10剂，巩固治疗。

体会：该患者肾阳亏虚，腰腑失养，故腰部酸痛。阳虚温煦功能不足，经脉寒凝，故形寒怕冷，面色暗黑。膀胱气化无助，水道失约，故尿频，夜尿多。肾阳既虚，不能温脾阳，水液代谢失调，故面浮肿，下肢沉重。舌质淡胖有齿痕，脉象沉弱，均为肾阳不足之象。

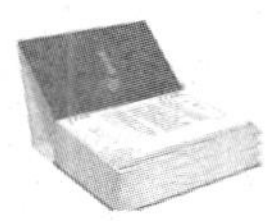

产后身痛（附病案2则）

病案1 孙某，女，26岁，2017年6月24日来诊。

主诉：产后各个关节疼痛2个月。

病史：2个月前，患者新产，正值4月，产后未重视衣着。而后出现怕风，多汗，晨起更易出汗。各个关节均痛，有进风感，以远端关节疼痛最严重。腰膝酸痛，弯腰、后仰时加重，稍劳动则更甚。口渴欲饮，饮水即解，夜尿1次，大便初鞕。哺乳期，月经未至。

诊断：产后身痛。

辨证：风寒湿侵。

治则：散寒除湿，祛风止痛。

处方：自拟方。穿山龙30g，鸡血藤30g，木瓜30g，杜仲炭20g，当归12g，川芎12g，熟地黄30g，炒白芍20g，黄芪20g，炒桃仁10g，红花10g，茜草10g。

用法：水煎服，每日1剂。

医嘱：远离空调、电风扇、冷水浴。

二诊：8月6日，服药10剂，怕风症状消失，出汗停止，关节疼痛轻微，腰仍酸，效不更方再进10剂。

体会：产后百脉空虚，骨节大开，风寒湿邪，乘虚侵入，留滞经络、关节，气血运行受阻，不通则痛。该患者合并有气虚，卫表不固，因而自汗。肾精不足，腑失所养，故腰膝酸痛，劳动后症状加重。

病案2 裴某，女，24岁，哺乳期，2013年11月3日来诊。

主诉：产后右下肢疼痛4个月。

病史：4个月前，患者剖腹产一男婴，由于天气炎热，患者常常把右下肢放在凉风处，后出现右下肢疼痛。未重视，病情逐渐加重，曾到某院就诊，血液检查报告未发现明显异常。间断治疗，至今未愈。患者形体一般，面色偏白，右下肢怕风，无红肿，膝关节需棉护膝保护，无汗。睡眠一般，夜尿2次，大便稀溏。舌质淡红，舌苔白厚。脉象浮缓。

诊断：产后身痛。

辨证：风寒湿痹。

治则：祛风散寒，除湿止痛。

处方：自拟方。鸡血藤30g，木瓜30g，茜草10g，黄芪20g，穿山龙20g。

用法：水煎服，每日1剂。

二诊：11月10日，服药5剂，症状未见明显好转，守方再服5剂观察。

三诊：11月17日，疼痛减轻，仍有怕风感，续服10剂而愈。

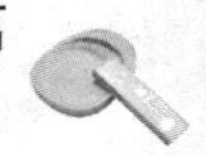

体会：该患者产后贪凉，保护失当，感受风寒湿邪，由于产后气血不足，御邪功能减弱，邪滞经络，气血运行受阻，不通则痛。

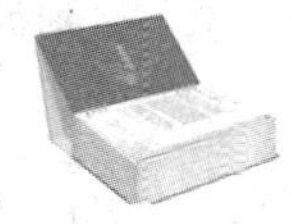

不孕（附病案2则）

病案1 张某，女，32岁，服务员，2008年9月1日来诊。

主诉：婚后10年，至今未孕。

病史：患者14岁初潮，经期尚准，无明显不适。10年前结婚，婚后夫妇双方生活正常，一直未孕。曾到某院就诊，多项检查报告显示输卵管不通，卵泡发育不良。多方治疗，至今未孕。患者形体消瘦，面色苍白。怕冷少汗，经常头痛头晕，失眠多梦，发落稀疏。胃脘隐痛，食后加重。食欲差，食量少。夜尿1次，大便尚可。月经周期40天，量极少，2天即净，无块，色暗红，经时小腹部无胀感。舌质淡红，苔薄白。脉象缓弱，基础体温单相，血压110/70mmHg。

诊断：不孕症。

辨证：气血不足。

治则：补气养血。

处方：八珍汤加减。红参8g，炒白术10g，当归15g，熟地黄30g，川芎12g，炒白芍20g，丹参20g，炒酸枣仁30g，茯神20g，鸡血藤20g，枸杞子20g，制柴胡12g，醋制香附子12g，吴茱萸2g，肉桂3g，黄芩炭5g。

用法：水煎服，每日1剂。

二诊：9月10日，服药5剂，药后胃脘疼痛加重，上方减枸杞子、丹参、熟地黄。加墨旱莲10g，制女贞子10g，巴戟天5g，鹿茸粉(药汁冲服)3g，5剂。

三诊：9月20日，头痛头晕，失眠多梦现象明显减轻，胃脘疼痛好转，小腹部感觉发胀，经欲至，续服5剂。

四诊：9月30日，本次月经量转多，诸症消失，迭进5剂观察。

疗效：10月份月经未至，11月早孕试纸出现双杠现象。

注：基础体温也称静息体温，基础体温在排卵前期体温较低，称为低温相；排卵后体温升高称为高温相。仅有低温相称为基础体温单相，表示不排卵。

体会：该患者气血不足，冲任失养，血海不能按时满盈，故月经迟至，量少。气血不能上荣，故面色苍白，头痛头晕，失眠多梦。气虚不能行血，故出现瘀血挟有气滞的兼证。由于精血可以互生，血虚不能养肾精，精虚不能化血，精血不足以荣发，故发落稀疏。气血精瘀互为因果，导致胞脉失养，不能摄精成孕。

病案 2 王某，女，38 岁，已婚，1988 年 11 月 2 日来诊。

主诉：久不受孕 1 年余。

病史：患者 20 岁结婚，婚后育有一子，后因感情不和离异。1 年前再婚，婚后夫妇双方生活正常，至今未孕。曾到某院就诊，医生经过多项检查，各项指标均在正常范围，未发现明显异常，间断服药治疗，效果平平。患者形体一般，面色暗淡。无寒热，出汗少。偶有头晕，精神抑郁，容易生气，嗳气则舒，睡眠不实。饮食一般，二便尚可。月经周期 40d 左右，量少色暗，有块不多，经前小腹部、两乳胀痛拒触，末次月经 10 月 7 日。舌质暗红，舌苔薄白。脉象弦。

诊断：不孕症。

辨证：气滞血瘀。

治则：疏肝理气，活瘀调经。

处方：小腹逐瘀汤加减。醋炙延胡索 20g，醋香附 20g，广木香 6g，醋柴胡 15g，炒桃仁 10g，红花 10g，醋炒五灵脂 12g，蒲黄 12g，当归 15g，川芎 6g，炒白芍 15g，焦白术 6g，肉桂 12g，茜草 20g。

用法：水煎服，每日 1 剂。

医嘱：控制情绪、少生气。

二诊：11 月 6 日，服药 3 剂，未见动静，续服 3 剂观察。

三诊：11 月 13 日，昨日经至，经量转多，伴随症状悉数减轻，效不更方，再进 3 剂。

疗效：12 月底，患者出现妊娠反应。

体会：该患者与前夫不和，情志不畅，肝气郁结，故容易生气，嗳气则舒，精神抑郁。气行则血行，气滞血也瘀，气滞血瘀，胞脉阻滞，两精不能结合，故经前乳房胀痛，小腹部胀痛，久不受孕。舌质暗红，面色暗淡，脉象弦，均为气滞血瘀之象。

儿 科 篇

小儿的生理特点是脏腑娇嫩，形气未充，生机勃勃。病理上发病容易，变化迅速，易虚易实，易寒易热。但小儿属纯阳，活力充沛，易趋康复。病因多以外感病较多，饮食次之。本篇对小儿麻痹后遗症，小儿痿证，梦游，息鼾，龂齿等一些顽疾都有独特的诊疗方法，独具匠技，有益临床。

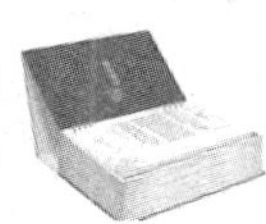

小儿泄泻（附病案7则）

病案1 梁某，女，4个月，2005年1月18日来诊。

主诉：腹泻臭黄水3d。

病史：患儿平素大便干燥，3～5日1次。3d前，患儿突然哭闹，继之出现腹泻，遂到某院就诊，医生给予蒙脱石散、小儿痢宝口服，至今未愈。患儿无寒热，无汗，面色红赤，唇鲜红。烦躁哭闹，泄下频，每日10余次，便前哭闹，大便黄水样，气味臭。口渴，给水急喝，小便努责，量少色黄味臊。肛门周缘红赤，拒触。舌质红，苔白厚。甲床深红色，体温36.9℃。

诊断：小儿泄泻。

辨证：湿热泄。

治则：清热利湿。

处方：芍药汤加减。黄连炭3g，黄芩炭3g，茵陈蒿5g，炒苍术3g，白芍5g，大黄炭5g，滑石5g，车前子（包煎）5g，茯苓5g，建泽泻5g，焦槟榔3g，云木香 2g。

用法：水煎服，每日 1 剂。

医嘱：乳母忌厚味。

二诊：1 月 20 日，服药 2 剂，便次明显减少，便前不再哭闹，小便仍然努责，守前方再进 2 剂而愈。

体会：湿热之邪，蕴结肠间，湿热交争，阻碍气血运行，传导失司，因而便前哭闹（腹痛），频泻臭黄水。湿热下注膀胱，则尿涩尿黄，尿少味臊。热重于湿，则口苦多饮。舌质红苔白厚，唇红赤，肛门红赤，甲床深红色，皆为热盛之象。

病案 2 刘某，女，2 岁，1992 年 11 月 7 日来诊。

主诉：腹泻 5 个月余。

病史：5 个月前，患儿突然出现腹泻，遂到某院就诊，医生诊断不详，给予静脉滴注药物，治疗 4d 痊愈。愈后大便一直稀薄，未予重视。后来病情逐渐加重，间断治疗，时好时差，至今未愈。患儿形体消瘦，面白无华，手足不温，自汗多。口不渴，食欲差，食量少，进食肉类或油腻食物则腹泻加重，大便稀薄，每日 3 ～ 4 次，便中混有未消化尽的食物残渣，夜尿 3 次。舌质淡，苔薄白。甲床淡白。

诊断：小儿泄泻。

辨证：脾肾阳虚。

治则：温脾暖肾，固肠止泻。

处方：自拟智芡白术汤。益智仁 10g，芡实 10g，炒白术 6g。

用法：水煎服，每日 1 剂。

医嘱：忌厚味。

二诊：11 月 9 日，服药 2 剂，症状略有好转，效不更方，再服 2 剂。

三诊：11 月 11 日，便次明显减少，便量增多，未出现夜尿，续服 4 剂而愈。

体会：该患者起病于急性泄泻，治疗不彻底，病后失于调理，导致脾肾两虚。脾虚运化水谷精微功能失司，水聚成湿，谷聚成滞，食滞胃肠，混而成泄。脾病及肾，肾阳也虚，脾肾两虚，不能互生，故久泄不愈，夜尿也多。

病案 3 邵某，女，10 个月，2007 年 11 月 9 日来诊。

主诉：腹泻 2d。

病史：昨天早上，患儿突然出现腹泻，2h 内腹泻 6 次，急到某院就诊，医

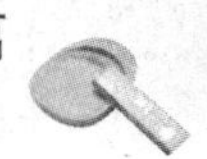

生诊断为秋季腹泻。院中相似症状者较多，给予静脉滴注药物，今天上午症状好转，午后突然暴下如注，海水样颜色，混有蛋花状粪便。无寒热，无汗，给水即喝，无哭闹。舌质红，苔白厚。甲床深红，体温36.8℃。

诊断：小儿泄泻。

辨证：大肠湿热。

治则：清热利湿，通肠止泻。

处方：自拟二陈芩苓山楂茶。陈皮3g，旱半夏3g，黄芩炭5g，茯苓10g，生山楂30g，焦山楂20g，茶叶1g。2剂。

用法：水煎服，每日1剂，冰糖引。

医嘱：乳母忌厚味。

疗效：服药1剂即愈。

病案4 朱某，男，11个月，2007年11月19日来诊。

主诉：发热呕吐腹泻2d。

病史：昨天上午，患儿突然出现呕吐、腹泻，急到某院就诊，医生诊断为秋季腹泻。给予莪术油静脉滴注，口服黄色药粉（具体药名不详），症状好转。近日午后，突然症状加重，并出现发热，特来笔者处就诊。患儿面色红赤，发热，无汗。倦怠，口渴多饮，饮后不久即吐，常常吐出食物残渣。大便海水样颜色，混有蛋花状便，肠鸣音响亮如雷鸣，大便臭秽难闻，每日10余次。舌质红，苔薄黄。甲床深红色，体温37.7℃。

诊断：小儿泄泻。

辨证：胃肠湿热。

治则：清热利湿，涩肠止泻。

处方：自拟二陈银翘芩楂茶。陈皮3g，旱半夏3g，茯苓5g，竹茹5g，金银花炭4g，连翘6g，黄芩炭5g，生山楂30g，焦山楂20g，茶叶1g。2剂。

用法：水煎服，每日1剂。冰糖引。

医嘱：乳母忌厚味。

疗效：1剂热退泻止。

病案5 钱某，男，18个月，2008年11月6日来诊。

主诉：腹泻6d。

病史：6d前，患儿夜间出现发热，腹部干烫无汗，下半夜出现呕吐，继之腹泻，急到某院就诊。入院后，医生诊断为秋季腹泻。给予药物静脉滴注，次日发热消退，但是腹泻未减。今日出院，特来笔者处求治。患儿无寒热，出汗少，烦躁哭闹，口渴多饮。大便每日 10 余次，奇臭，色黄绿如水，肛门粪水不断，小便色黄量少。体温 36.6℃，舌质红苔黄厚浊，甲床深红色。

诊断：小儿泄泻。

辨证：湿热挟滞。

治则：泄热导滞。

处方：自拟四黄二陈茵楂汤。黄连炭 3g，黄芩炭 5g，黄柏炭 3g，大黄炭 5g，陈皮 3g，旱半夏 3g，茯苓 10g，茵陈蒿 10g，生山楂 30g，焦山楂 20g。2 剂。

用法：水煎服，每日 1 剂，冰糖引。

医嘱：乳母忌厚味。

疗效：服药 1 剂，泻下粪团数枚，表面附有黏液，即愈。

病案 6 陈某，男，4 个月，2007 年 11 月 20 日来诊。

主诉：腹泻半个月余。

病史：半个月前，患儿突然出现腹泻，急到某院就诊，入院后医生诊断为秋季腹泻。治疗 1 周，效果欠佳。出院后口服蒙脱石散、庆大霉素颗粒、双歧杆菌等，症状未能改善。患儿面红唇赤，无寒热，出汗多，无呕吐，大便今日午前十余次，烦躁哭闹，大便臭秽，海水样颜色，混有蛋花状大便，兼有黄色黏液，小便色清，尿量正常，肛门红赤。舌质红，苔黄厚。

诊断：小儿泄泻。

辨证：热迫大肠。

治则：通腑泄热。

处方：自拟四黄地芍桂泽汤。黄连炭 5g，黄芩炭 5g，黄柏炭 5g，大黄炭 10g，生地黄炭 5g，白芍 5g，肉桂 0.5g，建泽泻 4g。

用法：水煎频服，每日 1 剂。

医嘱：乳母忌厚味。

二诊：11 月 22 日，服药 2 剂，大便转为黄色，无黏液，每日 3 次，未再哭闹，除寇务尽，再服 2 剂巩固治疗。

体会：秋季腹泻，乃西医病名，目前认为是肠道轮状病毒感染，多发于秋冬季节，具有突发性、流行性，婴幼儿多见，与中医的温病（伏暑）相近似。

由于感受夏季暑湿，互相胶结，稽留于中焦，蛰伏于气分，阻遏气机，遇秋冬时令之气，内外合邪而诱发。故主要出现发热、呕吐、腹泻。正邪相争则出现发热，胃气上逆则呕吐，肠热下注则泄泻。

病案7 杜某，女，7个月，1986年9月8日来诊。

主诉：哭闹腹泻便沫状2个月余。

病史：2个月前，患儿突然腹泻，病因不详。后到某所就诊，医生诊断不详，给予婴儿安口服，效果不著。曾到某院住院治疗，半个月后病情好转。停药后，再度出现腹泻，间断治疗至今未愈。患儿母乳喂养，形体一般。无寒热，有汗不多，口渴，哭闹腹泻，每日5～6次，金黄色，有泡沫，小便量少。舌质红，舌苔薄白。

诊断：小儿泄泻。

辨证：肝脾失调。

治则：调和肝脾。

处方一：四逆散加味。柴胡6g，白芍10g，炒枳实3g，甘草6g，茯苓10g，葛根6g，炒白术6g，陈皮g，云木香1g。

用法：水煎频服，每日1剂。

处方二：自拟方。五倍子适量焙黄，研粉，温水调敷脐。

医嘱：乳母忌厚味。

二诊：9月11日，服药2剂，大便泻下较多，哭闹未作，再进2剂。

三诊：9月14日，大便每日3次，仍不成形，哭闹未作，未见泡沫状便，续服2剂，巩固治疗。

体会：该患儿腹泻2个月未愈，病因不详。根据哭闹（腹痛）腹泻，泡沫便这一特点。考虑病前受到惊吓，导致肝气逆乱，气机失调，横犯脾胃，肝脾失和，故腹痛腹泻，大便泡沫状。

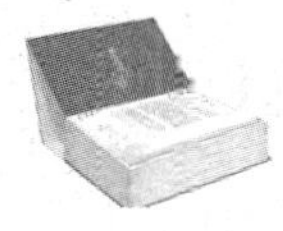

风疹（附病案2则）

病案1 王某，女，4岁，2007年6月19日来诊。

主诉：干咳2d，发热1夜，出皮疹3h。

病史：患儿素体健康，预防接种未有遗漏。6月18日清晨，患儿出现流涕，干咳，家长以为感冒，给予小儿氨酚黄那敏颗粒、阿奇霉素颗粒、蛇胆川贝液口服。当夜患儿出现发热，腋温37.0℃，服下布洛芬混悬液5ml，2h后汗出热退，大约3h，体温再次升高。今晨给患儿穿衣服，家长发现患儿身起红疹，特来就诊。患儿发育良好，面色红润，发热不恶寒，出汗不多，烦躁口干。饮食一般，二便尚可。皮疹鲜红色，见于面部、胸部及背部，细小如沙，稠密，疹间有正常皮肤，不融合，触之碍手，间断性瘙痒。腋温37.7℃，咽部微红，悬雍垂未见肿大，扁桃体位于咽隐窝内，口腔颊黏膜未见斑点。耳后淋巴结肿大，未见红赤。舌质红，苔薄黄。脉象浮数。

诊断：风疹。

辨证：邪郁肺卫。

治则：疏邪透疹。

处方：自拟柳蒡地竹二楂汤。柽柳10g，牛蒡子（捣碎）6g，甜地丁15g，淡竹叶3g，生山楂15g，焦山楂15g。

用法：水煎服，每日1剂。

医嘱：忌豚脂。

二诊：6月21日，服药2剂，咳嗽大减，腋温36.5℃，夜眠安静，皮疹大部分已经消退，小部分尚未退尽，上方再进2剂。

三诊：6月23日，咳嗽未作，红疹退尽，邪消正复。临床告愈。

体会：风疹为小儿常见的出疹性疾病，其特点是在发热的1～2d内出皮疹，疹点细小如沙，淡红色，热甚时鲜红色，毒甚时紫暗，耳后淋巴结可见肿大。由于风热之邪，侵入机体，与气血相搏，毒郁肌表，发于肌肤出现红疹，一经透发，则邪出热退。

病案2 宋某，男，6岁，2007年6月12日来诊。

主诉：壮热3d，出皮疹2d。

病史：患儿体质健壮，很少生病，预防接种未有遗漏。前天早晨，患儿突然发热，流涕咳嗽，遂到某所就诊，医生诊断不详，给予头孢唑林钠、地塞米松磷酸钠注射液、氨林巴妥注射液肌内注射，口服药物名称不详。2h后汗出热退，中午进食红烧肉较多，下午2时发热再起，医生给予静脉滴注，药物名称不详，发热一直未退。昨天中午，家长发现患儿头面起红疹，医生诊断为风疹，又给予抗病毒药物治疗。今天中午症状加重，今来笔者处求治。患儿壮热面赤，微恶寒，出汗少，微咳嗽，目无羞明流泪表现，口渴口臭，多饮，烦躁叹息，食欲差。小便黄赤，大便稍干。舌质红苔黄燥。脉象洪大。检查：腋温39.1℃，口腔颊黏膜未见斑点，咽部可见细小红疹，耳后淋巴结肿大。皮疹多见于头面及胸背部，细小如沙，皮疹紫暗，轻痒。

诊断：风疹。

辨证：邪热炽盛。

治则：透疹解毒。

处方：自拟方。柽柳10g，荆芥6g，栀子6g，淡豆豉6g，甜地丁20g，淡竹叶3g，生地黄15g，赤芍10g，麦冬15g，生山楂20g。

用法：水煎服，每日1剂。

医嘱：忌豚脂。

二诊：6月14日，服药当晚，发热骤减，食欲大开，皮疹大部分已退，腋温36.9℃，上方减荆芥，再服2剂。

体会：风疹多发于冬春季节，但是一年四季都有散发。该例则发生在夏季，由于出疹时摄入大量豚肉，导致邪毒聚而难散，出现内传胸膈，搏结于气血，气机失畅，因而烦躁叹气，疹色紫暗，壮热口渴多饮。方用柽柳、荆芥透疹散邪，栀豉汤清宣气血邪毒。生地黄、麦冬、甜地丁及淡竹叶清热解毒，凉心除烦，生山楂和胃透疹。临床体会：风疹使用透发治疗，效果良好。

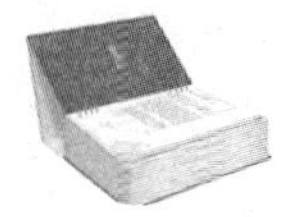

痄腮（附病案2则）

病案1 王某，男，8岁，学生，1987年1月21日来诊。

主诉：发热右耳垂下漫肿3d。

病史：3d前，患儿牙齿咀嚼不便，继之出现发热。遂到某所就诊，医生诊断用药不详，药后发热稍减，今晨发现右侧腮部肿大，特来笔者处求治。患儿者形体偏胖，面红身热，不恶寒，有汗不多。全身乏力，口干微渴，食欲差，咀嚼不便。右侧腮部漫肿，疼痛不著。患处皮肤无红赤，口腔腮腺管口红肿，呈脐凹状，压之无脓液渗出，体温37.8℃。舌质红，舌苔薄黄。脉象数。

诊断：痄腮。

辨证：风温蕴结。

治则：疏风解毒，散结消肿。

处方一：普济消毒饮加减。大青叶20g，板蓝根20g，连翘20g，牛蒡子（捣碎）12g，玄参15g，桔梗6g，蒲公英20g，金银花10g，射干10g，黄芩10g，甘草6g。

用法：水煎服，每日1剂。

处方二：自拟方。蛇蜕粉12g，每次2g煎鸡蛋食用，每日2次。

医嘱：忌豚脂。

二诊：1月23日，服药2剂，发热消退，腮肿未消，咀嚼仍有酸感，守上方再用2剂。

体会：该患儿在冬末春初，从口鼻吸入风温疫毒之邪，侵入少阳胆经，郁而不散，结于腮部成肿。正邪交争，故发热，全身乏力。舌质红舌苔薄黄，脉数均为温毒较盛之象。

病案2 陈某，男，5岁，1987年2月11日来诊。

主诉：左耳垂下酸痛2d。

病史：1周前，患儿与痄腮患儿玩耍。2d前，左侧耳垂下出现酸痛，家长未重视。今天病情加重，特来就诊。患儿形体一般，无痄腮病史，无寒热，出汗少，无头痛身痛。咀嚼乏力，左腮部酸痛，耳垂下肿大，皮肤色白。饮食一般，二便尚可。舌质红，舌苔薄黄。

诊断：痄腮。

辨证：风温蕴结。

治则：疏风解毒，散结消肿。

处方一：二味拔毒散。蛇蜕粉20g，每次2g煎鸡蛋食用，每日2次。

处方二：二味拔毒散适量，白凡士林调膏，外敷患处，包扎。隔日1换。

医嘱：忌豚脂。

疗效：服药完毕，症状消退。

注：二味拔毒散（白矾、雄黄）。

体会：该患儿，有与痄腮患儿密切接触史，无全身症状，病情较轻，发现早，因而易治。

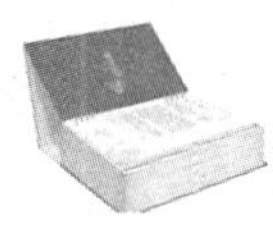

婴儿不睡（附病案3则）

病案 1 刘某，女，1 岁，2017 年 11 月 27 日来诊。

主诉：昼夜哭闹，少眠 7d。

病史：患儿奶粉等喂养，很少生病。11 月 20 日夜晚，患儿突然发热，时测体温 38.2℃，急到某院就诊，医生诊断不详，给予静脉滴注药物治疗。21 日夜，患儿出现烦躁哭闹，少眠。2d 后发热消退，但是患儿仍然哭闹少眠，至今未愈，特来笔者处就诊。患儿发育良好，营养一般，面色泛红。无寒热，无涕，不咳嗽，自汗，烦躁，哭闹，少眠，昼夜如此。食欲差，食量少。小便尚可，矢气臭秽，大便溏臭。舌质红，苔黄厚浊。腹部稍胀，口腔未见溃疡，咽部无红肿，体温 36.7℃。

诊断：婴儿不睡。

辨证：食滞胃脘，气失和降。

治则：消食导滞，和胃降逆。

处方：保和丸加减。炒六神曲 10g，炒麦芽 10g，生山楂 30g，焦山楂 30g，炒莱菔子 5g，连翘 5g，芦根 6g，旱半夏 3g，茶叶 1g。2 剂。

用法：水煎服，每日 1 剂。

疗效：服药 1 剂，药后泻下粪团些许，诸症悉退。

体会：婴儿不知节食，过多摄食，壅滞胃肠，脾胃运化失司，升降功能失常，酿湿生热，故烦躁哭闹少眠，矢气臭秽，大便溏臭，舌红苔黄厚浊。

病案 2 马某，男，14d，1987 年 10 月 11 日来诊。

主诉：睡中惊动，啼哭而醒 2d。

病史：患儿足月顺产，体检未发现异常。12d 时，家里邀请亲友给患儿送祝美，大摆宴席，由于亲人走动频繁，动静较大，当晚睡眠不实，常在睡中突然两手扎撒，接着啼哭，一夜数次。昨天发作频繁，特来笔者处就诊。患儿无寒热，无汗，囟门无凹陷，无凸起，口腔未见疮疡，皮肤皱褶无浸渍。小便多，大便黄绿色，每日 10 余次。体温 36.8℃，心肺未闻及病理性杂音。母乳哺育，乳汁充足。舌质红苔少。

诊断：婴儿不睡。

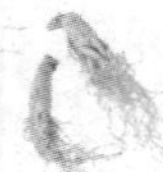

辨证：惊伤神志。

治则：镇静安神。

处方一：自拟朱心钩藤薄荷茶。朱灯心 3g，钩藤 5g，薄荷 3g。2 剂。

用法：水煎代茶频服，每日 1 剂。

处方二：自拟方。朱砂 0.5g，温水调敷神阙穴。

医嘱：避大声喧闹。

疗效：次日即愈。

体会：惊则气乱，患儿突然受惊，气机逆乱。夜卧血气归于肝，肝藏魂，魂舍气血不宁，因而夜卧惊动而醒。悲则气消，故啼哭后暂时缓解了逆乱之气，属于生理性自我恢复功能的体现。

病案 3 唐某，女，3 个月，1989 年 9 月 13 日来诊。

主诉：睡中惊动，啼哭即醒 2d。

病史：2d 前，患儿父母发生争吵，声音较大。当晚患儿睡中突然两手扎撒，接着啼哭而醒，一夜 10 余次，未治疗。今夜间，发生次数更频繁，特来笔者处就诊。患儿面色红赤，多汗，囟门无凹陷，无凸起，口腔无疮疡，皮肤皱褶无浸渍。给水即喝，吮乳时母觉患儿口唇气热。小便黄赤，大便干燥，3 日一行。舌质红，苔白厚，体温 37.0℃。

诊断：婴儿不睡。

辨证：惊伤神志。

治则：镇静安神。

处方一：自拟竹灯钩荷麦黄汤。灯心草 3g，淡竹叶 3g，钩藤 6g，薄荷 3g，麦冬 6g，大黄 10g。2 剂。

用法：水煎频服，每日 1 剂。

处方二：自拟方。牵牛子粉 1.5g，朱砂 0.5g，温水调敷神阙穴。

医嘱：避大声喧闹。

疗效：次日即愈。

体会：患儿素体蕴热，突受惊恐，气机逆乱，合体内居热之邪，扰动心神肝魂，神魂无所依附，故睡中惊动，啼哭即醒。方中灯心草、朱砂镇静安神，钩藤、薄荷平肝理气，大黄、麦冬、牵牛子粉增液通腑泄热。

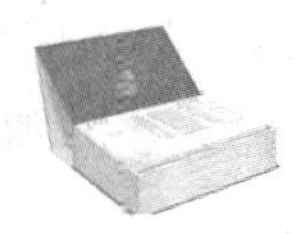

梦游（附病案2则）

病案1 李某 女，2岁。2006年8月7日来诊。

主诉：熟睡中突然满床爬动2个月余。

病史：3个月前，患儿突然发热、咳嗽，时测体温39.4℃。家长急抱患儿到某院就诊，医生检查后诊断为上呼吸道感染。入院后，给予头孢类抗生素等药物静脉滴注，治疗1周痊愈。出院后数日，家长发现患儿熟睡中突然满床爬动，天天如此。后到某院就诊，医生检查后疑诊为睡眠障碍，给予药片数种（名称不详）口服。间断服药，至今未愈。今来笔者处求治。患儿形体消瘦，面白颧红。无寒热，自汗盗汗。每日熟睡中，常常突然惊动，满床爬动，呼叫不应，以上半夜发生为主。烦躁口渴，食欲尚可。大便干燥，3日一行，小便尚可。舌质红，少苔。脉象数。

诊断：梦游。

辨证：心阴亏虚。

治则：补气摄阴，养心安神。

处方一：天王补心丹加减。红参3g，丹参10g，麦冬20g，五味子6g，生地黄6g，制远志3g，炒酸枣仁10g，朱茯神10g，熟大黄6g，芦根10g。

用法：水煎服，每日1剂。

处方二：自拟方。朱砂0.5g，五倍子粉1g，水调敷脐，每日1换。

二诊：8月14日，服药5剂，梦游仍作，但自汗盗汗现象大减，大便2日一行，守前方再服5剂。

三诊：8月20日，梦游势减，盗汗未作，自汗再减，大便每日1次。上方减去大黄续服5剂。

四诊：8月28日，近2日梦游未发生，自汗盗汗未作，大便转软，三诊方减生地黄5剂，巩固治疗。

体会：患儿春季发病，壮热数日，可能感受了温邪。由于温邪最忌辛温发汗，院内治疗可能使用了发汗退热药。汗为心之液，心液过多耗伤，导致心阴心血不足，心为肝之子，肝为心之母，子盗母气，累及肝脏。因此，心肝阴血皆不能满足机体生理需求，魂不守舍，出现梦游。自汗盗汗，进一步加重了心肝阴血的耗伤，故久久不能治愈。单纯的安神镇静，理论上不能解决阴血的不足，故选用天王补心丹，调补心肝阴血，使魂有所舍，梦游得愈。

病案2 高某，男，6岁。1996年11月17日来诊。

主诉：熟睡中突然下床游走2年余。

病史：2年前，家长发现患儿熟睡中突然乱爬，未重视。后来病情逐渐加重，遂到某院就诊，医生诊断用药不详。间断服中药西药治疗，病情时好时差。今来笔者处求治。患儿形体消瘦，面白无华，精神差，懒言声低。无寒热，多自汗，经常说心里难受，多梦呓，熟睡中或爬、或走、或作模仿动作，醒后全然不知。饮食一般，小便尚可，大便头干。舌淡红，苔少。脉象细弱，指甲扁平色淡。

诊断：梦游。

辨证：心肝血虚。

治则：补肝血养心血。

处方一：补肝汤加减。当归6g，川芎6g，熟地黄15g，炒白芍6g，生熟酸枣仁各10g，阿胶（烊化）5g，红参3g，麦冬6g，五味子6g，丹参10g，制远志3g，朱茯神10g，芦根10g。

用法：水煎服，每日1剂。

处方二：自拟方。朱砂0.5g，五倍子粉1g，水调敷脐。每日1换。

二诊：11月24日，服药5剂，未见动静。病久难速愈，守方再服5剂。

三诊：12月1日，精神好转，面色转润，自汗减少，梦呓也减，梦游依然，续服5剂。

四诊：12月10日，精神转佳，未再出现心里难受，自汗停作，梦游势偶有，迭进5剂。

五诊：12月22日，梦游1周未作，白天觉困，原方减去熟酸枣仁5剂，巩固治疗。

体会：该患儿引起梦游的直接原因不详，但是患者有肝血明显不足的临床表现，肝血不足，筋脉失养，爪甲为筋之余，故出现指甲扁平而淡。肝血不足，血不养心，则心血不足，心失血养，故心虚难受。血虚不能上荣，气无所载，故面白无华，精神差，声低懒言，色淡脉虚。血不舍魂，则梦呓、梦游。

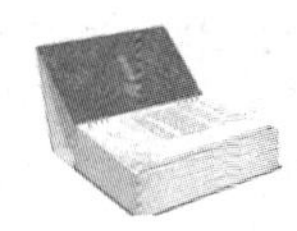

遗尿（附病案2则）

病案1 吴某，男，5岁，2006年9月10日来诊。

主诉：夜夜小便自遗。

病史：患儿自幼尿床，自今每夜数次，常常受到家长斥责，未曾治疗。患儿形体消瘦，面色皖白。形寒怕冷，多汗，经常头晕，懒动少言。饮食一般，小便频数，色清，夜夜尿床，有梦，醒后方知，冬重夏轻，大便尚可。舌质淡白，舌苔薄白。脉象弱。

诊断：遗尿。

辨证：下元虚寒。

治则：温补肾阳，固涩小便。

处方：自拟芪智神覆山竹汤。黄芪10g，益智仁10g，茯神10g，覆盆子10g，焦山楂20g，淡竹叶3g。

用法：水煎服，每日1剂。

医嘱：禁止责骂。

二诊：9月17日，服药3剂，1周内遗尿2次，效不更方，再进3剂。

三诊：9月26日，遗尿未作，迭进3剂，巩固疗效。

体会：该患儿先天不足，后天失培，肾阳不足，温煦功能减退，膀胱虚冷，气化失常，闭塞失职，故形寒怕冷，面色皖白，小便清频，冬重夏轻。伴有气虚，故乏力懒动。舌质淡白，舌苔薄白，脉象弱均为肾阳不足之象。

病案2 肖某，女，11岁，2008年4月19日来诊。

主诉：自幼尿床，至今未愈。

病史：患者自幼尿床，每夜2次以上，多方求治，至今未愈。患者形体一般，面色微红。无寒热，多汗，烦躁易生气。口渴多冷饮，食欲佳，食量大。小便量少，味臊，每夜遗尿2次，多梦，尿后则自知，大便干燥，每日1次。舌质红，舌苔薄黄。脉象数。

诊断：遗尿。

辨证：心肝郁热。

治则：清散郁热。

处方：自拟方。前胡10g，炒杏仁6g，石膏粉20g，藿香10g，栀子6g，生地黄炭15g，醋柴胡5g，茯神10g，建泽泻6g，芦根10g，甘草5g。

用法：水煎服，每日1剂。

医嘱：禁止责骂。

二诊：4月26日，服药5剂，未见动静，久病难速愈，再进5剂观察。

三诊：5月4日，诸症明显好转，家长夜间叫醒1次，一夜未尿，续服5剂。

四诊：5月11日，家长夜间不叫，偶尔遗尿1次，索5剂，巩固治疗。

体会：该患儿肝经郁热，化火上亢，故烦躁易怒，面红口渴。肝火扰动心神，故多梦。肝经郁热，蕴伏下焦，扰动膀胱，故睡中遗尿。

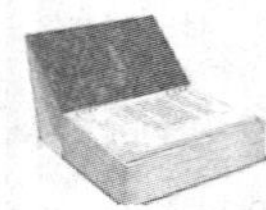

尿浊（附病案2则）

病案1 韩某，男，3岁，1986年1月2日来诊。

主诉：小便浑浊1个月余。

病史：1个月前，家长发现患儿小便浑浊，病因不详，遂到某院就诊，医生诊断用药不详，治疗效果不著，今来笔者处求治。患儿经常咳喘，面色萎黄，体虚自汗易感，咳嗽多痰，有时恶心。饮食一般，大便干燥，2日一行，小便浑浊，无疼痛。舌质红苔少，脉象缓。

诊断：小儿尿浊。

辨证：肺脾气虚。

治则：补气健脾。

处方：自拟方。黄芪15g，白术3g，升麻3g，茯苓9g，陈皮7g，旱半夏6g，生地黄10g。

用法：水煎服，每日1剂。

医嘱：忌厚味、蛋类饮食。

二诊：1月5日，服药2剂，尿浊仅见于晨起，效不更方，再进2剂。

三诊：1月8日，尿浊未作，今索2剂巩固治疗。

体会：患儿经常咳喘，损伤肺气，肺气亏虚，卫外不固，故体虚易感。肺气久虚，子盗母气，脾主生气功能减退，脾失运化，未完全吸收的精微物质因而趋下，故小便浑浊。

病案2 王某，女，1岁，1987年9月20日来诊。

主诉：小便白浊5d。

病史：5d前，患儿出现腹泻，病因不详，遂到某所就诊，医生诊断不详，给予药片研粉口服。午后患儿小便出现白浊，哭闹，家人恐惧，前往某院求治，住院治疗3d，病情未见明显好转，特来笔者处求治。患儿发育良好，面色红赤，无寒热，有汗不多，饮食一般。大便每日3次，不成形，肛门红赤，小便色白，小便时哭闹。

诊断：小便白浊。

辨证：湿热下注。

治则：清热利湿。

处方：葛根芩连汤加味。葛根20g，黄芩5g，黄连3g，木通3g，甘草6g，车前子（包煎）10g，薏苡仁20g。

用法：水煎服，每日1剂。

医嘱：乳母忌厚味、蛋类饮食。

二诊：9月23日，服药2剂，症状明显好转，效不更方，再进2剂。

体会：患儿内蕴湿热，结于大肠，迫于直肠，因而出现腹痛腹泻，肛门灼热。服用止泻药物，过于收涩，湿热之邪闭于膀胱，故见小便浑浊涩痛（小便时哭闹）。

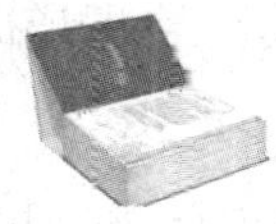

息鼾（附病案3则）

病案1 郑某，男，6岁，学生，2008年12月20日来诊。

主诉：夜卧鼾声不断2年。

病史：患儿幼年时期，经常发热，扁桃体红肿。每次均需静脉滴注头孢哌酮、地塞米松磷酸钠注射液。一般3d即愈，每年发生10余次。2年前，患者夜间出现打呼噜，家长未重视，初起声低，病情逐渐加重，影响家人休息。曾到某院求治，医生建议手术，家长婉拒。今来笔者处求治。患儿面白颧红，手足心常热，白天自汗，夜间盗汗。口微渴，食欲尚可。大便时干，小便尚可。

检查：两侧扁桃体肿大如银杏，色白，质硬，触之不痛，无脓性分泌物。舌质红，苔黄厚。脉象细数。

诊断：息鼾。

辨证：气阴两虚，痰瘀互结。

治则：益气养阴，化痰散结。

处方：自拟穿刺乳没息鼾汤。太子参10g，玉竹10g，麦冬10g，射干10g，枸杞子10g，炒牛蒡子（捣）6g，当归5g，赤芍8g，牡丹皮6g，黄芩炭6g，炙乳香（后下）4g，炙没药（后下）4g，炮穿山甲（代）6g，皂角刺10g，桔梗3g，甘草3g。

用法：水煎服，每日1剂。

二诊：2009年2月26日，服药10剂，自汗盗汗未作，发热感冒未再发生，鼾声仍有，但是明显减轻，停药近1个月，未见反弹，效不更方，再进10剂。

三诊：4月11日，鼾声未作，数月未曾发热，又索10剂，以期根治。

体会：息鼾也称鼾声，俗称打呼噜。为睡时呼吸道发出的呼吸粗鸣声，有生理性及病理性之分，多见于成年人。该患儿4岁即有发生，由于患儿先天不足，经常扁桃体红肿，治疗时间较短，治疗不规范，且反复使用广谱抗生素、发汗药，以及具有温热性质的糖皮质激素，导致机体抵抗外邪的能力降低，扁桃体屡屡染毒、红肿溃脓结痂，瘢痕累加形成肿大的腺肿，中医称为石蛾。邪毒滞留咽喉，与局部痰血互结，凝结不散，失治误治，消烁肺肾之气阴，阴虚则内热，出现盗汗，气虚不固，则出现自汗，阴液既伤，虚火内炽，炼液为痰，日久与血液互结咽喉，压迫息道，呼吸之气通过狭窄的息道时，发出声鸣，出现息鼾。

病案2 张某，男，7岁，学生，2013年12月24日来诊。

主诉：夜间打呼噜半个月。

病史：半个月前，患儿突然发热，即到某所就诊。医生诊断不详，给予头孢哌酮等静脉滴注，共计治疗3天。愈后家长听到患儿夜间打呼噜，未重视。病情越来越重，今来笔者处求治。患儿形体消瘦，两颧潮红。无寒热，夜间盗汗，未有头痛头晕表现。饮食一般，二便尚可。检查：扁桃体色白，瘢痕累累，Ⅲ度肿大，无溢液。舌质红苔少。脉象细数。

诊断：息鼾。

辨证：阴虚痰结。

治则：养阴化痰，散结消肿。

处方：自拟玄麦穿刺乳没汤。玄参10g，麦冬10g，炮穿山甲（代）5g，皂角刺10g，射干10g，山慈菇6g，当归5g，赤芍8g，牡丹皮6g，炒牛蒡子（捣碎）6g，炙乳香（后下）4g，炙没药（后下）4g，桔梗3g，甘草3g。

用法：水煎服，每日1剂。

二诊：2014年1月9日，服药10剂，夜间未闻及鼾声，盗汗未作，今索10剂，巩固治疗。

体会：该患儿素体阴虚，阴虚则虚火上炎，炼液为痰，聚于咽喉，挟外邪与局部气血搏结，形成痰核，压迫息道，形成息鼾。阴液亏虚，虚火上炎故两颧潮红，虚火内炽，热扰营阴则夜间盗汗，舌质红，少苔。脉象细数皆为阴虚内热之象。

病案3 陈某，男，8岁，学生，2003年6月4日来诊。

主诉：夜间打呼噜4年。

病史：患儿易感，经常扁桃体发炎，4年前，家长听见患儿夜间打呼噜，未重视。病情逐渐加重，后到某院就诊，医生用药不详，药后效果不著。患儿形体偏胖，面色红润。无寒热，出汗多。懒动，多困，夜间鼾声如雷。食欲佳，食量大，口不渴，二便尚可。舌质淡红，舌苔白厚浊。脉象缓，扁桃体肥大，色白，瘢痕累累。

诊断：息鼾。

辨证：痰瘀互结。

治则：化痰消瘀。

处方：小金丹7粒。

用法：每晚睡前服半粒，温黄酒引。

二诊：6月20日，夜晚鼾声偶作，停药1周后，再服7粒。

体会：该患儿经常感冒，扁桃体气血郁滞，红肿，渗液，血败肉腐。由于治疗不彻底，反复发生，寻致扁桃体溃脓后，瘢痕反复增生，形成痰核，压迫呼吸道，出现息鼾。故选用小金丹化痰消瘀，呼吸道通畅，息鼾自止。

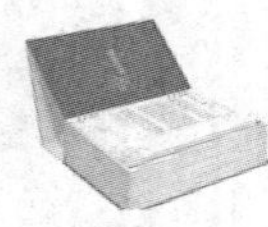

小儿麻痹后遗症（附病案2则）

病案1 张某，男，2岁，1989年8月1日来诊。

主诉：双下肢软瘫1个月余。

病史：患儿间断接种免疫疫苗，1个月前，患儿突然发热，即到某所就诊，医生诊断不详，给予肌内注射药物，口服药片治疗。药后发热渐退，隔日发热再起，医生又给予前日药物治疗。次日出现下肢无力，不能站立，某院医生经过多项检查确诊为脊髓前角细胞灰白质炎。住院治疗20余天，效果不著，特来笔者处求治。患儿形体一般，面白形寒，自汗多，饮食一般。大便溏薄，每日4次，小便尚可。舌质淡红，舌苔薄白。脉象微数。检查：双下肢肌肉松软，温度偏凉，无疼痛。

诊断：小儿麻痹后遗症。

辨证：阳气不足。

治则：益气助阳。

处方一：自拟仙芪当地仲花汤。淫羊藿5g，黄芪15g，当归炭5g，熟地黄炭15g，杜仲炭15g，红花4g。

用法：水煎2次，合并药液，频服，每日1剂。

处方二：取硝酸士的宁注射液2ml，蘸拇指按揉腰脊椎。10日为1个疗程，隔10日再进行下1个疗程。

二诊：9月4日，服药30剂，下肢已能支撑半身，膝关节有前爬动作，效不更方继续服用。

三诊：10月9日，患儿可扶物站立，患儿家属带走30剂。

注：因路途遥远，未能回访。

体会：盛夏季节，患儿吸入暑湿热毒之邪，正邪相争，因而发热，伤津耗气，正不胜邪，邪陷经脉，宗筋失养，肢体麻痹。阳气即虚，温煦功能减退，故面白怕冷，肢体温度偏凉，自汗便溏，色淡脉微。

病案2 季某，男，2岁，1989年10月26日来诊。

主诉：双下肢软瘫4个月余。

病史：4个月前，患儿突然发热，遂到某所就诊。医生诊断不详，给予肌

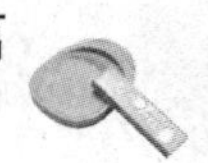

内注射药物，口服药片治疗，发热消退。停药2d，早上发热再作，原处方再用，午后出现下肢痿软，不能站立。急到某院就诊，医生给予多项检查，确诊为脊髓前角细胞灰白质炎。住院治疗2个月，病情未见明显改善。出院后，针灸推拿服药治疗，至今未愈。患儿形体一般，面白体倦，自汗多，饮食一般，二便尚可。舌质淡红，舌苔薄白。脉象弱。检查：双下肢肌肉痿软，不能自主活动，皮肤温度偏低。

诊断：小儿麻痹后遗症。

辨证：气虚。

治则：补气强肌。

处方一：自拟生芪当杜羊蛇汤。人参2g，麦冬6g，五味子6g，黄芪10g，当归7g，杜仲炭20g，淫羊藿4g，乌梢蛇15g。

用法：水煎服，每日1剂。

处方二：取硝酸士的宁注射液2mg，蘸拇指按揉腰脊椎，10日为1个疗程，间隔10日再进行第2疗程。

二诊：11月8日，服药8剂，双下肢能够自主活动，效不更方，继续服用8剂。

三诊：11月24日，已能扶物一足直立，另一下肢可自由摆动。

四诊：12月3日，可俯卧支撑爬行。

五诊：12月11日，已能扶物玩耍，索10剂巩固治疗。

注：该例路途遥远，未能回访。

体会：该患儿偏于气虚，腠理不密，故自汗多。中气不足，则体倦乏力。气属阳，温煦功能减退，故患侧皮肤温度降低。方中以生脉散合黄芪补气生津敛汗，当归补血使气有所归。杜仲、淫羊藿、乌梢蛇强壮筋骨。

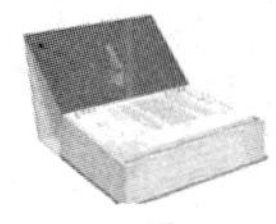

肺炎喘咳（附病案2则）

病案1 唐某，女，3岁，1986年9月8日来诊。

主诉：咳嗽呼吸困难5d。

病史：患儿素有肺炎病史，5d前，出现感冒症状，流清涕，次日迅速出现咳嗽呼吸困难。急到某院就诊，医生诊断为毛细支气管肺炎。给予氨茶碱注射液、青霉素等静脉滴注，病情有所缓解。由于穿刺困难，故来笔者处求治。患儿形体一般，面色红赤，无寒热，有汗不多。咳嗽痰多，不会外咯，呼吸气促，呼吸音粗。常常嗳气，食欲差，食量少，二便尚可。舌质红，舌苔黄厚。脉象数。

诊断：肺炎喘咳。

辨证：痰热壅肺。

治则：清热化痰，宣肺平喘。

处方：麻杏石甘汤加味。炙麻黄 6g，炒杏仁 10g，石膏粉 15g，薏苡仁 35g，茯苓 25g，厚朴 8g，炒枳实 5g，藿香 7g，金礞石 5g。

用法：煎 1 遍，服 1d。第 2 天煎第 2 遍，再服 1d。

医嘱：忌豚脂。

二诊：9 月 12 日，服药 2 剂，喘未作，偶有咳嗽，痰量减少，今索 1 剂，巩固治疗。

体会：该患儿素体不足，经常发生肺炎。初秋稍寒，即感外邪，侵犯肺经，肺被邪闭，因而失宣，寒郁化热，炼液为痰，痰阻息道，故咳嗽痰多，呼吸气促，呼吸音粗，舌质红，苔黄厚，脉象数。

病案 2 陈某，女，7 岁，学生，1989 年 1 月 11 日来诊。

主诉：发热喘憋 3h。

病史：患儿有肺炎病史 6 年余，每次需住院治疗半个月方愈，每年发生数次。今天早晨，患儿突然流涕，即到某所就诊，医生检查后诊断为感冒。给予口服药物些许，3h 前突然发热暴喘，即来笔者处求治。患儿形体偏胖，面色微红，发热流清涕，微恶寒，无汗。喘憋，呼吸困难，胸高气促，口唇发绀，微咳无痰，鼻翼无扇动。口干口渴，小便尚可，大便干燥，3 日一行。舌质红，舌苔白厚。脉象数，体温 37.6℃。

诊断：肺炎喘咳。

辨证：风寒闭肺，内蕴积热。

治则：宣肺清热。

处方：麻杏石甘汤合黛蛤散三子养亲汤加减。炙麻黄 5g，炒杏仁 10g，石膏粉 20g，青黛（药汁冲）0.5g，海蛤粉 20g，炒苏子 10g，炒莱菔子 10g，葶苈子10g，白果仁10g，射干10g，胆南星10g，大黄10g，广地龙10g。

用法：水煎1遍，频服1d。第2天煎第2遍，再频服1d。

医嘱：忌豚脂。

二诊：1月15日，服药2剂，发热消退，喘憋，呼吸困难大减，大便仍干，每日1次，出现咳嗽黄痰，守上方加鱼腥草20g，浙贝母10g，2剂。

三诊：1月20日，喘咳未作，痰液较多，质稠。

处方：自拟方。鲜竹沥，每次20ml，每日2次，口服。

四诊：1月23日，药后痰液易咯，出现便溏。鲜竹沥减10ml，加姜汁2滴，口服。

疗效：本次治疗痊愈后，次年肺炎发生1次，后未再发生。

体会：该患者内蕴积热，外感风寒，外寒内热，郁闭于肺，宣肃失职，因而出现暴喘。

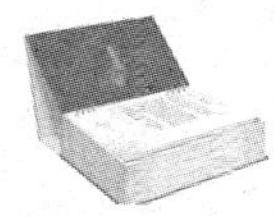

痰鸣（附病案2则）

病案1 李某，男，8个月，1986年4月28日来诊。

主诉：喉中痰鸣“噜噜”20余天。

病史：20多天前，患儿突然咳嗽气喘，即到某院就诊，医生诊断为慢性支气管肺炎。住院静脉滴注药物，治疗1周好转，但是喉中出现痰鸣。出院后，未间断治疗，至今仍然未愈，特来笔者处求治。患儿肤白体胖，头发稀疏色黄，无寒热，易出汗，喉中痰鸣“噜噜”，不咳嗽。饮食一般，二便尚可。舌质淡红，舌苔白厚。脉象微数。

诊断：痰鸣。

辨证：湿痰上泛。

治则：健脾化痰。

处方：自拟方。炒白术6g，旱半夏6g，陈皮5g，桔梗8g，厚朴5g，槟榔5g，郁金5g，明矾（药汁化开服）0.2g。

用法：水煎服，每日1剂。

二诊：5月1日，服药2剂，痰鸣症状明显好转，效不更方，再进2剂。

体会：该患儿肺病后期，肺脾两虚，脾虚运化无力，湿聚成痰。肺虚气无所主，婴幼儿咯痰无力，故湿痰上泛，阻塞气道，喉中痰鸣。

病案 2 薛某，男，1 岁，1986 年 10 月 3 日来诊。

主诉：喉中痰鸣“噜噜”1 周。

病史：1 周前，患儿突然发热咳嗽，遂到某院就诊，医生诊断为急性支气管炎。给予青霉素等药物肌内注射，口服小儿复方阿司匹林片、苯巴比妥等药物。药后热退咳除，但是喉中出现痰鸣音“呼呼噜噜”，至今未愈。患儿形体一般，面色红赤，无寒热，多汗，口渴多饮，痰鸣音“呼呼噜噜”，不咳嗽。饮食一般，小便可，大便干燥，3 日一行。舌质红，舌苔白厚。脉象数。

诊断：痰鸣。

辨证：痰热上窜。

治则：泄热涤痰。

处方：自拟方。淡竹叶 5g，灯心草 3g，炙前胡 5g，炒杏仁 5g，瓜蒌仁（捣碎）5g，钩藤 5g，槟榔 5g，生大黄 10g，熟大黄 10g。

用法：水煎服，每日 1 剂。

二诊：10 月 16 日，服药 2 剂，症状明显好转，大便顺畅，减生大黄，再进 2 剂。

体会：该患儿外感热邪，病后体内蕴热未散，炼液成痰，痰随气动，上窜喉间，壅塞气道，故出现痰鸣。热蕴体内，耗津伤液，故面色红赤，口渴多饮，便秘，舌质红，舌苔白厚，脉象数，均为痰热内盛之象。

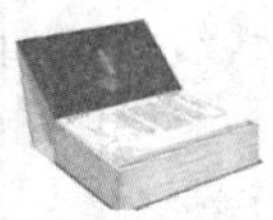

急惊风（附病案 3 则）

病案 1 李某，男，3 岁，1986 年 6 月 23 日来诊。

主诉：壮热抽搐 10min。

病史：2h 前，患儿突然发热，家长以为感冒，给予阿司匹林等口服。10min 前，患儿突然两目珠上翻，意识不清，四肢抽搐，今来笔者处急诊。患儿形体偏胖，面色红赤，牙关紧闭，四肢抽搐，痰鸣音“呼呼噜噜”。壮热无汗，二便未见。体温 39.3℃，前囟门未见高凸，未见吐沫，无异常尖叫。醒后检查咽部红赤，扁桃体Ⅱ度肿大。

诊断：急惊风。

辨证：风热痰扰。

治则：镇惊息风，醒神开窍。

处方：自拟方。取穴人中、内关、十宣、涌泉，针灸。

疗效：大约2min，患儿大哭而醒，抽搐停止。

体会：小儿阳常有余。该患儿感受时邪，从阳化热，热极引动肝风，肝风内动，故见高热，目珠上翻，四肢抽搐。

病案2 蔡某，女，1岁，1992年10月6日来诊。

主诉：壮热手足抽搐15min。

病史：昨天傍晚，患儿出现发热，病因不详，时测体温37.1℃。遂到某所就诊，医生诊断不详，建议服药观察，一夜出现泄泻2次。15min前，患儿突然出现两目上视，手足抽搐，意识不清，家长急忙抱来急诊。患儿形体一般，面赤壮热，无汗，皮肤干烫，体温39.4℃，不咳嗽，喉中痰鸣音“呼呼噜噜”，前囟门未见高凸，不吐沫，未尖叫。

诊断：热惊风。

辨证：痰热惊风。

治则：镇静化痰息风。

处方一：小儿回春丹。取穴内关、人中、涌泉、十宣、丰隆，针灸。

疗效：未及2min，患儿大哭苏醒。

处方二：给予30%乙醇擦两股内侧、腋下。

处方三：小儿回春丹1瓶，每次0.18g，每日2次，口服。

体会：该患儿热极炼液生痰，痰热生风，肝风内动，因而出现两目上视，手足抽搐。

病案3 王某，男，1岁，1989年8月12日急诊。

主诉：壮热，角弓反张，四肢抽搐10min。

病史：今天早上，患儿突然发热，懈怠，病因不详，家长给予小儿复方阿司匹林片等口服，10min前，患儿突然两目上视，角弓反张，喉中痰鸣“噜噜”，呼之不应。急来笔者处就诊，触之患儿肌肤烫手，壮热为事实。

诊断：急惊风。

辨证：痰热惊风。

治则：镇静息风，开窍醒神。

处方：取穴内关、人中、涌泉，针灸，强刺激。

疗效：未及1min，患儿大哭而醒，症状缓解。

体会：急惊风，临床多见于小儿，伴有角弓反张者为急惊风，以治标为主，否则为慢惊风，以治本为主。该患儿，突然壮热，未能及时宣散，灼液为痰，痰热生风，因而出现急惊风证。针灸治疗效果明显，后续通过辨病、辨证继续治疗。

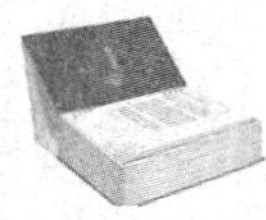

齘齿（附病案1则）

病案 蔡某，男，12岁，学生，2012年6月12日来诊。

主诉：夜夜磨牙，咯吱作响3年余。

病史：3年前，患者夜间出现磨牙，咯吱作响，病因不详。曾到某院就诊，医生诊断不详，间断治疗，至今未愈。患者形体消瘦，面色微红，口气臭秽。无寒热，自汗多。上腹部觉热，烦躁易生气。挑食，食欲差，食量少。口干口渴，二便尚可。夜间磨牙，天天如此，咯吱作响，声音响亮，其他卧室均能听到，影响他人休息。舌质红，舌苔白厚浊。脉象弦。

诊断：齘齿。

辨证：肝脾失和。

治则：调和肝脾。

处方：自拟白术芍药齘齿汤。炒白术10g，白芍15g，炒防风6g，炒陈皮10g，旱半夏10g，茯苓15g，甘草10g，石膏粉30g，栀子仁10g，藿香10g，佩兰6g，炮穿山甲（代）4g，山楂片20g，乌梅6g，茶叶1g。

用法：水煎服，每日1剂。

二诊：6月22日，服药3剂，药后未见疗效，因而未再服药。近日，家长发现患者食欲大开，口臭好转，夜间磨牙出现间断，再索6剂巩固治疗。

体会：儿童时期，饮食失节，食积易生，久积不消，积而化热，食积内停，阻碍气机，因而郁结。肝气不畅，郁而化热，热扰心神，故烦躁易生气。夜间肝胆当令，肝气不舒，横犯脾胃，挟热挟痰循经动齿，出现磨牙。食积胃肠不化，腐败之气上熏，故口气臭秽。食积气郁，挟痰挟热互结，故舌苔厚浊。方中由痛泻药方、二陈汤、泻黄散加佩兰、穿山甲、山楂、茶叶组成，获得成功。

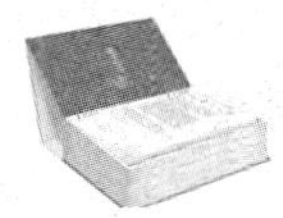

鹅口疮（附病案1则）

病案 王某，女，9个月，2016年9月3日来诊。

主诉：哭闹，口腔起白色斑片5d。

病史：半个月前，患儿突然发热，病因不详，遂到某所就诊。医生诊断不详，给予头孢哌酮等静脉滴注，治疗1周，发热渐退。热退后，患儿烦躁不安。5d前，口腔出现白斑，医生给予核黄素等口服，外用制霉菌素粉，未见明显效果。患儿发育良好，面红唇赤。无寒热，有汗不多，流涎，哭闹不安，饮水、哺乳时加重。小便尚可，大便干燥，3日1次。舌质红，舌苔白厚。甲床红活，口腔颊黏膜有片状白斑较多。

诊断：鹅口疮。

辨证：胃肠积热。

治则：清热泻火。

处方一：地黄竹翘荷心汤。生地黄6g，大黄10g，连翘5g，淡竹叶3g，薄荷3g，灯心草3g。2剂。

用法：水煎服，每日1剂。

处方二：夏鹅龙适量，焙黄研粉涂患处。

二诊：9月5日，服药2剂，白斑未退，但患儿未再哭闹，大便仍干，汗出顺畅，上方继服2剂。

三诊：9月7日，口腔白斑大部分已退，大便每日1次，稍干，减薄荷、大黄，续服2剂巩固疗效。

注：夏鹅龙，即夏季食草之家鹅的粪便，通过焙黄研粉外涂患处，对鹅口疮有较好的治疗作用，临床验证多人，效果可靠。

体会：该患儿胃肠积热，外感邪毒，邪热伤津，故大便干燥。胃肠积热与邪热合邪，热毒循经上行，熏灼口腔，出现口腔白斑，疼痛，流涎，哭闹。另外西医认为：长期大量使用广谱抗生素，容易引起菌群失调，导致鹅口疮发生。

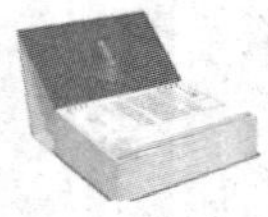

小儿痿证（附病案5则）

病案1 王某，男，4岁，1999年9月13日来诊。

主诉：发热右下肢软弱，易摔倒2个月余。

病史：患儿足月顺产，预防接种未遗漏。2个月前，出现发热，病因不详，测腋温37～38℃之间。遂到某所就诊，医生诊断用药不详，治疗2d，效果欠佳。后到某院求治，医生通过化验报告，诊断为病毒感染。入院后，静脉滴注药物不详，1周后体温稳定在37.0℃左右。出院后家长发现小儿易摔倒，多方治疗，至今未愈。患儿形体一般，面色微红，身热多汗，头晕困倦。食欲差，食量少，口渴多饮。小便黄少味臊，大便不成形，臭秽。舌质红，舌苔黄厚浊，脉象数。检查：右下肢软弱，足部微肿，皮肤无红赤，无斑疹，行走无力，走几步需要下蹲，易摔倒。

诊断：小儿痿证。

辨证：湿热浸淫。

治则：清热祛湿。

处方：二妙散合青蒿鳖甲汤加减。炒苍术10g，黄柏炭6g，青蒿10g，制鳖甲（先煎）20g，牡丹皮6g，木瓜20g，薏苡仁20g，赤芍10g，茜草10g，乌梢蛇30g，焦山楂20g，生山楂20g。

用法：水煎服，2日1剂。

医嘱：忌厚味。

二诊：9月20日，服药3剂，发热渐退，下肢仍无力，湿热缠绵难速愈，再进3剂。

三诊：9月28日，下肢肌力增加，舌苔转薄。减生山楂续服3剂。

四诊：10月6日，行走有力，仍不能远行，减青蒿加太子参15g，3剂。

五诊：10月14日，行走有力，未见摔倒，索服3剂，巩固治疗。

体会：盛夏季节，该患儿感受暑湿，久病不愈，邪居不散，伤及筋脉，故下肢痿软无力，易摔倒。湿伤脾阳，运化失司，故头晕困倦（应该是头昏，小

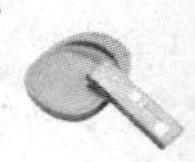

儿表述不清）食欲差，食量少，足部微肿，舌苔厚浊。热伤气阴，故多汗，口渴多饮。

病案2 张某，男，3岁，1993年7月2日来诊。

主诉：右下肢痿软无力3个月余。

病史：患儿足月剖腹产，出生后体检未发现异常，预防接种未遗漏。3个月前，患儿一下午数次摔倒，病因不详。次日病情加重，急到某院就诊，医生诊断不详。住院后，给予静脉滴注针剂治疗，10d后病情好转而出院。出院后3d，病情复原如初，多方治疗，至今未愈。患儿形体消瘦，面白颧红。无寒热，自汗盗汗，口渴多饮。小便尚可，大便干燥，2日一行。舌质红，少苔。脉象数弱。检查：左下肢扶物可支撑行走，右下肢也可支撑行走，但是数步后即倾倒，眼睑无下垂，双下肢未见肌肉萎缩，发病以来未出现发热，病初血液检测淋巴细胞偏高。

诊断：小儿痿证。

辨证：气阴两虚。

治则：益气养阴。

处方：自拟三参麦杞黄蛇汤。红参3g，沙参10g，丹参10g，黄芪20g，枸杞子10g，麦冬10g，乌梢蛇30g。

用法：水煎服，2日1剂。

二诊：7月6日，服药2剂，盗汗未作，走路未见摔倒，大便仍干，每日1次，效不更方，再进2剂。巩固疗效。

体会：该患儿病因虽然不详，但是气阴两虚表现明显。脾肺气虚，津血乏源，卫外不固，故面白形瘦，自汗。气虚不能布津，四肢百骸不得水谷之气，故而痿弱不用。阴虚生内热，故口渴多饮，两颧潮红，便秘盗汗。舌红少苔，脉象数弱均为气阴两虚之象。方中人参、黄芪补气健脾，沙参、枸杞子、麦冬育阴生津，丹参活血化瘀，乌梢蛇加强肌肉收缩尤为重要。

病案3 王某，男，3岁，2011年2月23日来诊。

主诉：右下肢痿软易摔倒2d。

病史：1周前，患者突然发热，体温39.3℃，遂到某院就诊，医生诊断不详。给予青霉素等肌内注射，每日2次，口服药物不详。4d后热退病愈，期间出汗较多。2d前，家长发现患儿容易摔倒，未重视。病情逐渐加重，今到某院就诊，医生建议住院治疗，家长未接受，特来笔者处求治。患儿平素易感，小治即愈。两颧潮红，不恶寒，手足心热，自汗多。能站立，能行走，走路时右足明显外撇，数步即摔倒。局部未见红肿，触之无疼痛，肌肉较健侧偏软。厌食，口渴多饮，二便尚可。舌质微红，舌苔白厚。脉象微数。

诊断：小儿痿证。

辨证：肺胃阴伤。

治则：补肺养阴。

处方：自拟三参麦杞夏蛇汤。红参 6g，沙参 10g，丹参 10g，枸杞子 12g，麦冬 12g，姜半夏 6g，乌梢蛇 30g，霜桑叶 6g。

用法：水煎服，2 日 1 剂。

二诊：2 月 27 日，服药 2 剂，未再摔倒，右下肢有力，效不更方，再进 2 剂。

体会：该患儿易感，阴常不足，近期感冒化热伤阴，病后多汗再伤阴。导致余热滞留于脉络，下肢末梢津液不足，筋脉不能持续使用，因而出现下肢软弱，右足出现外撇，数步即倒。

病案 4 牛某，女，3 岁，2003 年 9 月 3 日来诊。

主诉：双下肢软弱易摔倒 1 年余。

病史：患儿足月剖腹产，出生后体检未发现异常，预防接种未遗漏。18 个月时会走路，但是行走时极易摔倒，家长以为患儿走路不稳，生理功能不足所致，未重视。数月后病情未见缓解，遂到某院就诊，医生给予多项检查，未发现明显异常，多方治疗，至今未愈。患儿发育不良，面黄肌瘦，头发黄而细弱。冬天怕冷，夏天怕热，白天自汗，夜间盗汗。口渴喜冷饮，食欲可，食量一般。小便尚可，大便初鞕后溏。舌质淡红，舌苔少。脉象弱数。检查：双下肢软弱，粗细对等，自己可把脚趾放入口中，行走数步即下蹲，强走易摔倒，眼睑无下垂。

诊断：小儿痿证。

辨证：气血两虚。

治则：补气养血强肌。

处方：自拟方。红参 5g，黄芪 20g，当归炭 6g，炒淮山药 20g，菟丝子 10g，生地黄炭 10g，宣木瓜 20g，酸枣仁（生熟各半）16g，乌梢蛇 30g。

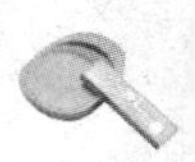

用法：水煎服，2日1剂。

二诊：9月10日，服药3剂，症状明显好转，效不更方，再进3剂。

三诊：9月18日，患儿可平稳行走，未见摔倒。索服3剂，巩固治疗。

体会：该患儿禀赋不足，精血素亏，久病不愈，气血双亏，筋脉肌肤失养，故而痿弱不能久用。方中红参、黄芪、淮山药健脾益气，菟丝子、当归、生地黄、酸枣仁补益精血，木瓜化湿活血，乌梢蛇加强肌肉收缩。

病案5 李某，女，4岁，1992年8月19日来诊。

主诉：右下肢疼痛，易摔倒3个月余。

病史：患儿足月顺产，预防接种未遗漏，体质尚可。3个月前，出现感冒发热，流清涕，即到某所就诊，医生诊断不详。给予盐酸林可霉素注射液、地塞米松磷酸钠注射液、复方氨林巴妥注射液肌内注射，口服药片不详。治疗3d痊愈。愈后2d，患儿出现右下肢疼痛，易摔倒。家长疑虑，遂到某院求治，入院诊断不详，治疗20d，病情有增无减。出院后，四处求医，未间断治疗，收效甚微。患儿形体一般，面色潮红，精神尚可。无寒热症状，有汗偏多。口干微渴，稍饮即解，食欲一般，食量可。小便尚可，大便微干。舌质暗红，脉律缓数不一。检查：右下肢疼痛，但是具体部位不能说清，肌肉未见软弱，粗细对等，皮肤未见红肿瘀斑。行走时右足内收，容易摔倒。

诊断：小儿痿证。

辨证：瘀血阻络。

治则：活血通络。

处方：自拟三参鸡蛇仲花汤。红参2g，当归15g，三七参5g，鸡血藤20g，红花10g，天麻10g，杜仲炭20g，乌梢蛇20g，玄参6g。

用法：水煎服，2日1剂。

二诊：8月26日，服药3剂，下肢疼痛大减，效不更方，再进3剂。

三诊：9月4日，疼痛未作，行走如常，续服3剂，巩固治疗。

体会：该患儿无明显外伤史，也无明显的瘀血成因。考虑发热过后，汗出过多，导致气阴两伤，津伤血燥，结为津亏血瘀，或外来毒物，注入机体，邪留脉络，与血搏结，形成瘀血。导致阳气不能营养筋脉四肢，故而疼痛，行走不利。

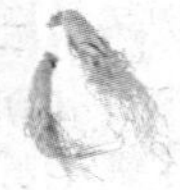

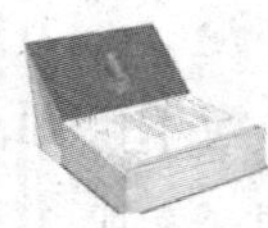

弄舌（附病案1则）

病案 王某，女，7个月，1986年2月3日来诊。

主诉：舌头微露，左右摆弄4d。

病史：患儿奶粉喂养，4d前，家长发现患儿舌头外露，未重视。症状逐渐加重，特来就诊。患儿面色红赤，不发热，无汗，有时呕吐，喝水多，小便黄少味臊，大便干燥，3日一行。舌质红，舌苔白厚。舌头常常微微外露，左右摆弄。

诊断：弄舌。

辨证：心脾积热。

治则：凉心清脾。

处方一：自拟方。淡竹叶5g，灯心草3g，旱半夏6g，薄荷1g，茯苓5g，大黄10g。

用法：水煎服，2日1剂。

处方二：冰硼散1瓶，少许布舌面，每日2次。

疗效：服药2剂，大便通畅，症状未作。

体会：舌为心之苗，脾主舌之肌，心脾积热，循经上扰，因而出现舌质红，舌外露，左右摆弄。

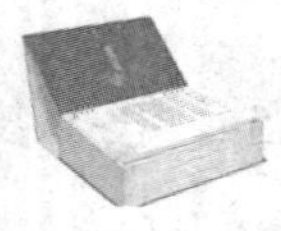

虫证（附病案2则）

病案1 张某，男，7岁，1993年12月3日来诊。

主诉：上腹部阵发性剧痛2d。

病史：2d前，患儿突然上腹部疼痛，阵发性加剧，急到某院就诊，医生诊断不详，给予药片数种口服，药后口干面红，疼痛大减。未过1h，疼痛再作，但疼痛频次明显减少，至今未愈。患者形体消瘦，面色红赤，口渴烦躁，无寒，手足不凉，感觉身热，无汗。无呕吐，疼痛以右上腹部为主，阵发性，疼痛甚时不停转圈，直呼疼痛伴出汗。小便黄少，大便未解。检查：剑突下局限性压痛，无反跳痛，腹部平坦，腹皮无紧张，未见虫团，巩膜无黄染，体温36.8℃。

舌质红，舌苔白厚。脉象沉弦。

诊断：虫证（蛔虫病）。

辨证：热证虫痛。

治则：安蛔清热。

处方一：自拟方。乌梅10g，云木香10g，黄柏10g。2剂。

用法：水煎服，每日1剂。

处方二：南瓜子60g，炒香嚼服，连服3d。

医嘱：饭前必须洗手。

疗效：药后即愈。

体会：蛔虫病是饮食不洁，感染蛔虫虫卵，寄生于肠道，损伤脾胃，扰乱脏腑功能，吸吮水谷精微，耗伤人体气血。由于蛔虫具有上窜、钻孔的习性。因此，一旦肠道寒热环境骤变，蛔虫上窜，常常引起上腹部剧痛。该患者未出现手足厥逆，也未出现黄疸，呕吐蛔虫，尚未形成蛔厥。

病案2 金某，女，3岁，1996年3月7日来诊。

主诉：肛门瘙痒，夜间可见小白虫半个月。

病史：半个月前，患儿经常抓肛门，家长以为陋习，不断斥责，不能制止，未重视。病情逐渐加重，反复询问，方知肛门瘙痒，遂到某所就诊，医生检查后诊断为蛲虫病。给予驱虫药口服，至今未见明显好转。患儿形体一般，无寒热，有汗不多，肛门瘙痒，睡眠后肛门周缘可见蛲虫，睡眠不安。饮食一般，二便尚可。舌质淡红，舌苔薄白。

诊断：虫证。

辨证：蛲虫病。

治则：杀虫止痒。

处方：自拟百地苦洗剂。百部30g，地肤子15g，苦楝皮10g。

用法：待患儿入睡后，水煎洗肛门处，连用7～10d。

医嘱：饭前必须洗手。

疗效：3d后肛门瘙痒未作，10d后痊愈。

体会：蛲虫属于手口感染性疾病，多见于小儿。由于蛲虫的生活习性特殊，因此该虫生活在直肠外，夜晚在肛门周围活动、排卵。故口服驱虫药效果不佳。因为该虫的生命周期为7d，所以治疗不能少于7d，否则难以根治。

五官科篇

本篇记录了包括眼、耳、喉、面等疾病，它们都与相应的脏腑有密切的联系，如肾开窍于耳，肝开窍于目，肺气通于咽喉等，即五脏疾病通过经络发生于上的临床表现。本篇虽然病种复杂，但是按照脏腑经络辨证规律，调和脏腑经络阴阳平衡之法治疗，合以某些特定药物，皆能水到渠成。尤其对面风一病的诊疗，在辨证论治的基础上，巧借西医病理学知识，具有一定的借鉴意义。

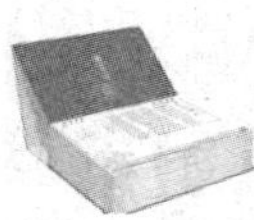

脓耳（附病案 1 则）

病案 乔某，男，39 岁，1995 年 12 月 29 日来诊。

主诉：两耳流脓水 1 年余。

病史：1 年前，患者两耳出现疼痛，即到某所就诊，医生诊断不详。给予黄连上清丸口服，数日后两耳流出脓液疼痛有所减轻。1 年来，两耳经常流脓，听力有所下降。曾到某院耳鼻喉科求治，X 线检查报告：双侧乳突气化型，右乳突气房透明度减低，骨质正常。间断治疗，至今未愈。患者形体一般，面色暗红，无寒热，睡眠可，饮食一般，二便尚可。舌质红，舌苔黄厚。脉象沉弱。两耳听力减退，流脓，时稠时稀，耳内常常瘙痒，未感觉疼痛。

诊断：脓耳。

辨证：邪实正虚。

治则：托里排脓。

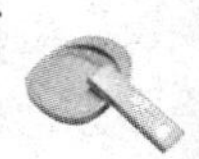

处方一：透脓散加减。黄芪30g，炮穿山甲（代）10g，白芷10g，当归15g，皂角刺10g，建泽泻10g，地肤子30g。

用法：水煎服，每日1剂。

处方二：蛇蜕炭吹入两耳道内，每日1次。

医嘱：忌发物。

二诊：1996年1月2日，服药3剂，流脓减少，瘙痒减轻，守上方减皂角刺，加制乳香（后下）6g，制没药（后下）6g，炒桃仁10g，红花10g，薏苡仁30g。

三诊：1月6日，仍有小量流液，重听加重（此乃耳内蛇蜕粉积所致），守二诊方续服3剂。

四诊：1月10日，两耳干燥，未见流脓流液，续服3剂，巩固治疗。

体会：该患者早期两耳感受风热邪气，与气血结聚耳窍，相互搏结，蒸灼耳膜，血败肉腐，形成急性脓耳，故流脓，窍痒。治疗不彻底，邪恋正虚，故脓液时稠时稀，听力减退。正气不足，无力鼓邪外出，脉象表现沉弱。

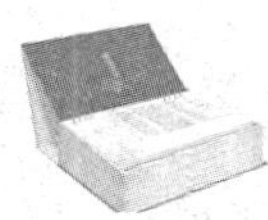

视瞻昏渺（附病案1则）

病案 蔡某，男，48岁，工人，1995年5月15日来诊。

主诉：视力突然下降半个月。

病史：患者长期从事机械维修，半个月前，突然视物不清，休息后，未见明显好转，遂到某院就诊。医生检查后确诊为中心性视网膜炎。住院后给予静脉滴注药物治疗，外用眼药水，未见明显效果。出院后一直口服甲巯咪唑、曲克芦丁、双嘧达莫。今来笔者处求治。患者形体一般，两颧潮红，无寒热，少量出汗。偶有头痛头晕，饮食一般，小便尚可，大便干燥。舌质红少苔。脉象细弦。两目视物不清，专注一物如小点，而且小点动摇不定，对光反射正常，血压140/80mmHg。

诊断：视瞻昏渺。

辨证：阴虚血热。

治则：滋阴凉血，益精明目。

处方：自拟方。枸杞子30g，霜桑叶30g，生酸枣仁15g，炒酸枣仁15g，

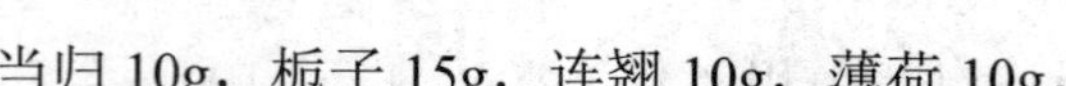

当归10g，栀子15g，连翘10g，薄荷10g。

用法：水煎服，每日1剂。

二诊：5月21日，服药5剂，未见动静，守方再用5剂。

三诊：5月26日，依然未见动静，继续服用5剂。

四诊：6月2日，前天眼前突然清晰可见，视物如常，索服5剂，巩固治疗。

体会：该患者肝阴不足，虚火上炎，故两颧潮红，舌红少苔，脉象细弦。阴虚不能上荣于目，目失涵养，神光涣散，故出现视物不清，视物动摇不定。阴虚血热，肠道津亏，大便干燥。

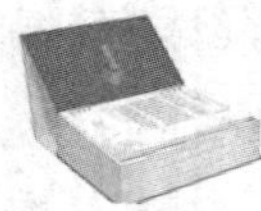

青风内障（附病案1则）

病案 李某，女，72岁，2000年2月27日来诊。

主诉：两目痒痛交作2年余。

病史：患者有慢性咳嗽病史数十年，2年前，患者突然剧烈头痛，目胀眼眶痛，视灯如虹，急到某院就诊，医生诊断为急性青光眼。住院后，医生给予手术，术后左目已失明，出院后。留有两目痒痛，多方求治，未见明显疗效，今来笔者处求治。患者老年女性，面色暗红，无寒热，出汗少，经常头痛头晕，烦躁易生气，经常失眠多梦。平素咳嗽咯痰，痰稠厚白，口苦口干，食欲差，食量少，二便尚可。舌质红，苔黄厚浊。脉象滑数。两目肿胀，痒痛交作，痒如虫行，时时刻刻用手揉搓。血压110/70mmHg，血糖5.3mmol/L。

诊断：青风内障恢复期。

辨证：痰热挟风。

治则：清热化痰，祛风止痒。

处方：黄连温胆汤加减。黄连6g，炒枳实6g，竹茹10g，陈皮10g，旱半夏10g，瓜子金10g，山慈菇10g，茯苓10g，醋香附15g，炒白蒺藜10g，藿香15g，赤芍15g，牡丹皮10g，焦山楂20g，木贼10g，夏枯草（后下）10g，丹参20g，防风6g，红花10g，地肤子30g，乌梅4g。

用法：水煎服，每日1剂。

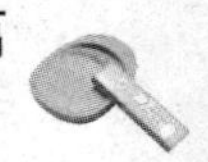

二诊：3月7日，服药5剂，未见动静，药性平稳，守方再服5剂。

三诊：3月23日，服药10剂后，丝毫未见效果，近日感觉两目痒痛大减，今索10剂。

四诊：4月12日，诸症悉减，舌苔白厚。视物转清，续服10剂。

五诊：4月27日，视物进一步清晰，两目痒痛偶作，迭进10剂巩固疗效。

体会：患者慢性咳嗽咯痰，病史数十年，痰浊内盛，久病化热挟瘀。突受风邪，导致痰浊风火瘀血诸邪互相胶结，气血失和，郁遏经络，神水瘀滞而形成青风内障。痰浊内盛，扰乱心神，故心烦失眠多梦，舌红苔黄厚浊，脉象滑数。内热蒸腾则口干口苦。气血失畅挟风瘀于目，则舌质暗红，两目痒痛交作故。

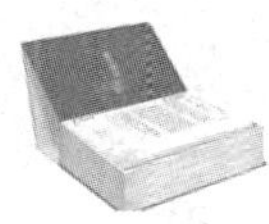

风热乳蛾（附病案1则）

病案 李某，男，15岁，学生，1986年10月18日来诊。

主诉：壮热，咽喉剧痛2d。

病史：昨天早晨，患者感觉嗓子痛，继之出现发热微恶寒。后到某所就诊，医生诊断为急性扁桃体炎。给予青霉素等药物治疗，夜间出汗少许，症状更为严重。患者形体一般，面色红赤，壮热头痛身体，咽喉剧痛，连及耳后。言语哽塞，吞咽不利，干咳无痰，口渴多饮。小便黄少，大便干燥，2日一行。舌质红，舌苔黄厚。脉象浮细数。检查：咽喉喉核红肿，两侧向心性肿大，表面有黄白色脓点，咽峡红赤。颌下淋巴结肿大疼痛，触之疼痛加重，体温39.4℃。

诊断：风热乳蛾。

辨证：肺胃热盛。

治则：解热攻里。

处方：自拟方。龙胆草10g，石膏粉50g，栀子15g，生地黄40g，板蓝根30g，全瓜蒌15g，玄参20g，麦冬40g，炙马兜铃10g，桔梗2g，甘草6g。

用法：水煎服，2日1剂。

医嘱：忌发物、厚味。

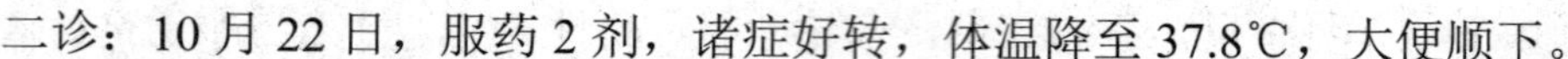

二诊：10月22日，服药2剂，诸症好转，体温降至37.8℃，大便顺下。

处方：金银花30g，生地黄40g，栀子12g，麦冬40g，黄芩12g，葛根40g，石膏粉40g，淡竹叶10g，桔梗3g。

三诊：10月24日，服药2剂，发热已退，喉咽顺利，吞咽无感觉，舌质红舌苔少。脉象细数。

处方：自拟方。麦冬50g，霜桑叶12g，枇杷叶10g，板蓝根30g。3剂。

体会：该患者外感风热，内蕴热邪，两邪互结，搏结于喉核，波及咽峡。故出现喉核红肿疼痛。热盛为火，火为阳邪，灼伤肌膜，故喉核出现黄白色脓点。热灼津液，炼液为痰，痰火互结，颌下淋巴结肿大。邪热窜里，内热炽盛，故壮热，口渴多饮，小便黄少，大便秘结。舌质红，舌苔黄厚，脉象浮细数均为肺胃热盛之象。

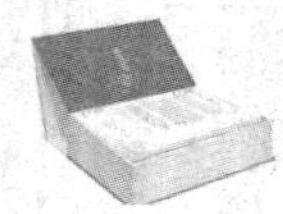

喉痹（附病案2则）

病案1 王某，男，70岁，2017年11月6日来诊。

主诉：咽部疼痛3个月余。

病史：3个月前，患者吸入大量尘土，继之出现嗓子痛，发热。后到某所就诊，医生诊断不详，给予青霉素等药物静脉滴注，含化及口服药物，共计治疗20余天，发热痊愈，嗓子疼痛依然，间断服药治疗，至今未愈。患者老年男性，体格尚健，无寒热，喜暖怕凉，出汗舒服，无头痛。睡眠可，夜间口干涩，收缩搅动困难，口舌易生疮，每次半个月方愈，耳窍时痛。饮食一般，大便干燥，3日一行。舌质红，苔白厚燥。脉象浮缓。体温36.8℃，血压120/80mmHg，心律整齐。舌右边近舌尖处有溃疡一处，豆大，周缘红赤，咽部微红，喉核无肿大。

诊断：喉痹。

辨证：内蕴湿热，外感风寒。

治则：清热化湿，疏风散寒。

处方：泻青丸合羌活胜湿汤加减。龙胆草3g，夏枯草（后下）20g，酒山栀6g，酒大黄6g，羌活6g，独活6g，防风6g，川芎6g，醋香附子15g，炒桃仁10g，红花10g，茯苓10g，甘草3g。

用法：水煎服，每日1剂。

二诊：11月12日，服药3剂，舌疮消退，咽痛依然。久病难速愈，再服3剂。

三诊：11月19日，咽痛偶有，大便2日1次，续服3剂。

四诊：11月26日，咽痛未作，夜间舌干涩也出现好转，索6剂。

体会：该患者吸入大量的灰尘，尘土中可能混有虫毒，附于咽喉，与气血搏结，正邪抗争，故而嗓子痛，发热。抗生素治疗20余天，效果不著。根据患者反复口舌生疮，耳窍时痛，出汗舒服，大便秘结，嗓子痛但是无红肿，舌红苔白厚，脉浮等一系列症状。考虑为内蕴湿热，外感风寒。

病案2 张某，男，27岁，销售，2008年2月14日来诊。

主诉：咽痒吭吭咳嗽5年余。

病史：患者经常感冒，每次发生，常常需要治疗半个月方愈。5年前，出现咽痒咳嗽，曾到某院就诊，医生诊断不详，间断服药治疗，至今未愈。患者形体消瘦，面颊潮红。无寒热，不出汗，晨起恶心欲呕，咽部发痒，干咳。上半夜难以入睡，睡眠多在下半夜，白天不困。口唇经常干裂，脱屑，口干口渴，饮食一般。小便尚可，大便微干。咽部微暗红，喉底散在少数滤泡。舌质红，少苔。脉象细数。

诊断：虚火喉痹。

辨证：肺阴亏虚。

治则：滋阴润肺。

处方：养阴清肺汤加减。熟地黄35g，玄参12g，麦冬30g，枸杞子15g，百合20g，白芍15g，牡丹皮10g，郁金15g，浙贝母15g，茯神35g，云故纸15g，桔梗3g，薄荷3g。

用法：水煎服，每日1剂。

二诊：2月20日，服药5剂，症状明显减轻，效不更方，再进5剂。

三诊：2月27日，咽痒未作，偶有咳嗽，续服5剂，巩固疗效。

体会：该患者肺阴亏虚，日久虚火灼津，故咽痒。肺失清肃，肺气上逆，故咳嗽。胃气上逆则恶心欲呕。兼有气郁不舒，挟痰挟瘀阻于咽喉，形成滤泡。该患者幼年时期易感发热，频繁使用汗剂，导致阴液暗耗。肺阴亏虚，虚火内

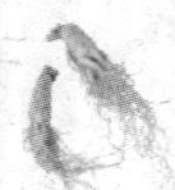

盛，故面色潮红，午后症状加重，夜间盗汗，肺阴即虚，日久虚火灼津，挟瘀阻于咽喉，形成滤泡。咽喉气道不畅，不断清嗓，因而吭吭而咳。咽喉为肺之门户，病位在肺，病性为阴虚。脉象舌苔与证不符，因而舍之。

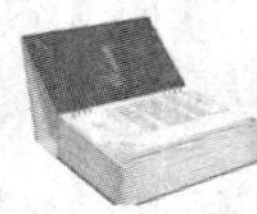

牙痛（附病案1则）

病案　胡某，女，55岁，农民，1987年7月10日来诊。

主诉：左下臼齿疼痛2d。

病史：患者经常牙痛，每次数月方愈。昨天下半夜开始疼痛，服安乃近效果不著。患者形体消瘦，两颧潮红，手足心常热，盗汗，经常头痛头晕。饮食一般，小便涩痛，大便秘结，2日一行。舌质红苔少。脉象细数。左下臼齿疼痛，隐隐无休止，午后稍重，牙齿动摇，牙龈萎缩。

诊断：牙痛。

辨证：虚火牙痛。

治则：降火止痛。

处方：自拟方。生地黄60g，墨旱莲50g，玄参10g，麦冬30g，肉桂3g。

用法：水煎服，每日1剂。

二诊：7月14日，服药2剂，上午疼痛减轻，下午仍痛，效不更方，再进2剂。

三诊：7月20日，偶有疼痛。

处方：自拟方。墨旱莲50g，煎水代茶饮。

体会：该患者经常牙痛隐隐，数月方愈。考虑肾阴亏虚，虚火旺盛，循经上炎，故两颧潮红，手足心热，盗汗。虚火长期灼烁，牙龈失于营养，故隐隐作痛，逐渐萎缩。齿为骨之余，肾虚失于濡养，故牙齿动摇不固。

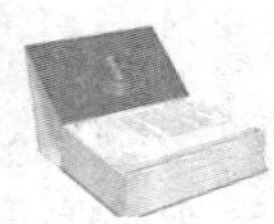

面风（附病案5则）

病案1　龚某，女，60岁，农民，2010年12月17日来诊。

主诉：左侧牙痛牵引同侧面颊疼痛2年，加重1周。

病史：2008年10月，患者上山劳动，途中淋雨良久，数日后出现牙痛。服止痛药及抗生素效果不著，后到某院就诊，医生诊断为三叉神经痛。给予苯妥英钠等药物口服，起初有良效，久服效果不佳，常需与布洛芬缓释胶囊、替硝唑、人工牛黄甲硝唑交替服用，仅能减轻疼痛。1周前，与老伴拌嘴而突然加重，今来笔者处求治。患者素体健康，否认有其他疾病。无寒热，少量出汗。睡眠佳。左侧牙痛，牵引同侧面颊疼痛，阵发性，如刀割样、烧灼样疼痛，张口即痛，常需掩面，对冷热食物不敏感。牙齿焦枯易折，未见龋齿。舌质淡红，舌苔白厚。脉象沉缓。

诊断：面风。

辨证：风湿痹阻，经络失畅。

治则：散寒除湿，通络止痛。

处方：自拟宣苍穿姜威芍汤。宣木瓜30g，炒苍术10g，炮穿山甲（代）10g，威灵仙10g，炒白芍15g，姜黄10g，制香附子15g，川芎10g，薏苡仁20g。

用法：水煎服，每日1剂。

二诊：2011年2月2日，服药10剂，当时未见动静，以为无效，未再服用。近日感觉疼痛骤减，今索10剂巩固疗效。

疗效：2011年5月21日前来，至今再未发生疼痛。

体会：秋凉季节，突受雨淋，风寒湿邪侵袭面部，内注经络及颌齿骨节，导致气血痹阻，因而疼痛剧烈。病理学认为，颅内与脑神经并行的血管，在诱因作用下，突然交互，发生痉挛。因此在去除风湿的基础上加入解痉药，可有效提高治愈率。

病案2 党某，女，42岁，个体，2012年12月19日来诊。

主诉：左牙痛牵及同侧面目俱痛4个月余。

病史：4个月前，天气炎热，误用井水洗脸，次日出现牙痛并波及同侧颊部眼部。后到某所就诊，医生诊断不详，给予多种抗生素静脉滴注，共计治疗20余天，病情未能缓解。曾到某院求治，医生诊断为三叉神经痛。给予卡马西平药口服，初服效佳，久服效果不著，坚持服药，至今未愈。患者形体一般，无寒热，无汗。左侧上下第7臼齿均疼痛，并牵及同侧面颊与目，说话、吃饭时常常诱发，阵发性、触电样感觉。睡眠可，饮食一般，大便干燥，3～4日1

次。月经每月 2 次，量中，色暗红，无块。舌质淡红，舌苔白厚浮黄。脉象沉细数。

诊断：面风。

辨证：寒湿痹阻。

治则：散寒除湿，通络止痛。

处方：自拟宣苍穿姜威芍汤加二地芩。宣木瓜 30g，炒苍术 10g，炮穿山甲（代）10g，威灵仙 10g，炒白芍 15g，姜黄 10g，制香附子 15g，川芎 10g，薏苡仁 20g，生地黄 20g，熟地黄 20g，黄芩炭 8g，大黄炭 6g。

用法：水煎服，每日 1 剂。

二诊：2013 年 1 月 26 日，服药 10 剂，疼痛稍减，月经提前 6d，大便仍干，每日 1 次，效不更方再服 10 剂。

三诊：3 月 17 日，偶有牙痛，很少牵及面目，月经周期 29d，大便每日 1 次，未出现干燥，减大黄，续服 10 剂。

体会：该例与上例病因相近，但是患者有月经先期，大便干燥，舌苔浮黄，脉象细数等阴虚浮热的表现，故加入黄芩、地黄、大黄炭。

病案 3 王某，女，37 岁，已婚，个体，2013 年 5 月 25 日来诊。

主诉：左侧牙痛牵及同侧头痛 10 余年。

病史：10 余年前秋，患者产后未及 1 个月，突然天降急雨，个人未及防护，冒雨收拾所晒之物，历时良久。后来出现牙痛牵及同侧头痛，逐渐加重。后到某院就诊，医生诊断为三叉神经痛。医生给予苯妥英钠口服，疼痛迅速好转，期间偶有疼痛。数月前，疼痛再度发生，至今未能缓解。患者形体偏瘦，面色暗红。怕冷，无汗。左侧牙痛牵及同侧头痛，吃饭说话时容易发生，刀割样疼痛，牙齿健全，牙龈未见红肿。烦躁失眠多梦，指甲扁平。白天多困，乏力饮食一般，二便尚可。舌暗红，苔白厚。脉象沉缓。月经周期尚准，量中，色暗有大块，末次月经 5 月 4 日。

诊断：面风。

辨证：风湿挟瘀。

治则：祛风化湿，活血止痛。

处方：自拟方。宣木瓜 30g，石楠叶 20g，防风 20g，川芎 30g，白芷 20g，炒白芍 20g，炒桃仁 10g，红花 10g，石膏粉 15g，代赭石 15g，姜半夏 10g，天麻20g，制香附子15g，炮穿山甲（代）10g，炒酸枣仁30g，茯神30g，枸杞子20g。

用法：水煎服，每日1剂。

二诊：6月11日，服药10剂，未见动静，考虑久病难速愈，守方再服10剂。

三诊：6月27日，牙痛偶作较轻微，已停服苯妥英钠，上方迭进10剂。

四诊：7月19日，疼痛未作，睡眠转佳，白天已不困，索5剂巩固治疗。

体会：患者产后体虚，防护不周，突被秋雨所淋，风寒湿邪侵入头面，留注经脉关节，因而出现痹痛。久病必瘀，且常年服用镇静药更容易出现血行不畅。血瘀头面故出现头痛，面色暗红，舌质暗红，月经色暗有大块。瘀血不去，新血难生，血虚失荣，故出现失眠多梦，指甲扁平。风寒湿邪与虚浊瘀血互结，故久病不愈。

病案4 冯某 女，66岁，退休，2015年11月11日来诊。

主诉：右侧牙痛牵及同侧面颊3年余。

病史：3年前，患者突然右侧牙痛并牵及同侧面颊，病因不详。遂到某所就诊，医生诊断用药不详，效果欠佳。后到某院求治，医生诊断为三叉神经痛。给予药片数种，药名不详，药后疼痛逐渐缓解，但是仍会突然再次发生，如此反复已经3年。1个月前疼痛又作，牙痛部位起初较固定，经过3次拔牙后，现在很难确定某个部位，呈刀割样疼痛，口含凉水无助于功，至今未能缓解，痛苦异常。患者体格健壮，面色红赤，怕热多汗，睡眠可。食欲佳，食量大，口渴多饮，口苦口臭。小便尚可，大便干燥，2日一行。舌质红，苔黄燥。脉象滑数。

诊断：面风。

辨证：胃火上攻。

治则：清胃降火。

处方：自拟方。蛇莲10g。10剂。

用法：煎水频饮，每日1剂。

二诊：11月15日，患者3剂一起煎，服后出现恶心呕吐，感觉吐后舒服，续服依然呕吐，但是牙痛明显减轻，今索10剂巩固治疗。

疗效：2017年6月，患者叙说那10剂都给了邻居服用，自己未服。近日突然又出现牙痛，索500g备用。

体会：蛇莲也叫可爱雪胆，为罗锅底的代用药。罗锅底有三种，即大仔雪胆、可爱雪胆、中华雪胆。蛇莲味苦，有毒，具有清热解毒、消肿止痛的功效，其止痛效果显著，常用量 6 ～ 9g，过量易引起胃肠反应等。

病案 5 胡某，女，83 岁，2009 年 10 月 14 日来诊。

主诉：右侧牙痛牵及同侧面目疼痛 15 年，加重 10d。

病史：15 年前，患者突然右侧牙痛牵及同侧面目，病因不详。遂到某院就诊，医生诊断为三叉神经痛。给予卡马西平片口服，药后疼痛缓解，5 年前药效逐渐减退，但能够忍耐。10d 前，因与老伴发生争吵，牙痛突然加重，静脉滴注抗生素等药物，效果欠佳。患者老年女性，形体一般，面色暗红，怕冷无汗。经常头痛头晕，耳聋已经数年，睡眠差，常常被痛醒，白天多困。经常口干口苦，胃脘经常疼痛，饮食一般。大便尚可，小便频数。右侧牙痛牵及同侧面目，灼热样，电击样疼痛，张口、说话受限。舌质暗红，苔黄厚腻。脉象结。血压 180/110mmHg。

诊断：面风。

辨证：湿热上扰。

治则：清热化湿，活血止痛。

处方：自拟宣苍穿芍佛芩汤。宣木瓜 30g，炒苍术 10g，炮穿山甲（代）10g，炒白芍 15g，佛手 20g，醋香附子 20g，黄芩炭 10g，炒桃仁炭 10g，红花 10g，丹参 30g，当归炭 10g，川芎 10g，广地龙 10g，天麻 20g，薏苡仁 30g。

用法：水煎服，每日 1 剂。

二诊：10 月 28 日，服药 10 剂，疼痛大减，效不更方，再服 10 剂。

三诊：11 月 20 日，牙痛未作，头痛头晕明显好转，未感觉口苦，仍有口干，上方加土鳖虫 6g，10 剂。

四诊：12 月 10 日，诸症皆退，唯牙稍有胀感，三诊方续服 10 剂，巩固疗效。

体会：患者病史年久，病因难寻，根据患者脉结，生气后诱发的特征，考虑气机郁滞为主。气为血帅，气行则血行，气滞则血瘀。故患者舌质暗红，面色暗红，局部血脉失畅，不通则痛。患者怕冷无汗，又有口干口苦、苔黄厚腻，乃诸邪互结，郁久湿聚化热之象。

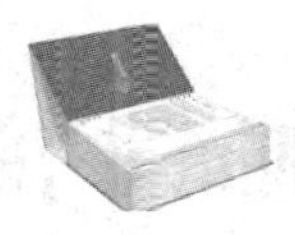

耳聋（附病案1则）

病案 王某，男，23岁，农民，1987年5月9日来诊。

主诉：左耳暴聋4个月。

病史：4个月前，左耳突然耳痒，继之不聪，未重视。病情迅速发展，即到某院就诊，医生诊断用药不详，间断治疗，至今未愈。患者形体偏胖，面白颧红，无寒热，但喜过冬天，多汗，头昏，头脑轰轰作响，左侧耳聋。口干微渴。食欲一般，食量可。小便尚可，大便干燥，2日一行。舌质淡红，舌苔薄白。脉象浮细。

诊断：耳聋。

辨证：虚实夹杂。

治则：益气养阴，清热散火。

处方：生脉散加味。太子参30g，麦冬40g，五味子30g，磁石（先煎）35g，石膏粉30g，生地黄60g，肉知母20g，柴胡15g，葛根60g，丹参20g。

用法：水煎服，每日1剂。

医嘱：忌厚味、醇酒。

二诊：5月13日，服药3剂，未见动静，病久难速愈，再服3剂。

三诊：5月27日，药后耳聪，汗止未再治疗。昨日，感觉又出现重听，今索10剂带走。

体会：该患者突然耳聋，初病多外感风热，内传经络，闭塞耳窍故突然耳痒，耳聋，头昏，头脑轰轰。失治误治，久病不愈。考虑为气阴两虚，无力鼓邪外出，导致正虚邪恋，经脉亏虚，不能上奉于耳，因此经久不愈。气不摄津，因而多汗。气属阳，阳气不足，温煦功能不足，故面色白，喜热。阴虚胃肠津液不足，故口干微渴，大便干燥。脉象浮细，邪欲外出，气阴不足之象。

中国科技版中医畅销书

书　名	作　者	定　价
用药传奇：中医不传之秘在于量	王幸福	￥29.50
杏林薪传：一位中医师的不传之秘	王幸福	￥29.50
医灯续传：一位中医世家的临证真经	王幸福	￥29.50
杏林求真：跟诊王幸福老师嫡传实录	王幸福	￥29.50
临证传奇：中医消化病实战巡讲录	王幸福	￥29.50
王光宇精准脉学带教录	王光宇	￥29.50
医林求效：杏林一翁临证经验集录	王　军	￥26.50
医门推敲·壹：中医鬼谷子杏林实践录	张胜兵	￥26.50
医门推敲·贰：中医鬼谷子杏林实践录	张胜兵	￥29.50
医门推敲·叁：中医鬼谷子医理纵横术	张胜兵	￥35.00
针灸经外奇穴图谱	郝金凯	￥182.00
人体经筋循行地图	刘春山	￥59.00
中医脉诊秘诀：脉诊一学就通的奥秘	张湖德等	￥29.50
朱良春精方治验实录	朱建平	￥26.50
中医名家肿瘤证治精析	李济仁	￥29.50
李济仁痹证通论	李济仁等	￥29.50
国医大师验方秘方精选	张　勋等	￥29.50
杏林阐微：三代中医临证心得家传	关　松	￥29.50
脉法捷要：带您回归正统脉法之路	刘建立	￥26.50
药性琐谈：本草习性精研笔记	江海涛	￥29.50
伤寒琐论：正邪相争话伤寒	江海涛	￥29.50
医方拾遗：一位基层中医师的临床经验	田丰辉	￥26.50
深层针灸：四十年针灸临证实录	毛振玉	￥26.50
杏林心语：一位中医骨伤医师的临证心得	王家祥	￥26.50

书　名	作　者	定　价
医术推求：用药如用兵杂感	吴生雄	￥29.50
杏林发微：杂案验案体悟随笔	余泽运	￥29.50
杏林碎金录：30 年皮外科秘典真传	徐　书	￥29.50
医海存真：医海之水源于泉	许太海	￥29.50
医门微言：凤翅堂中医稿（第一辑）	樊正阳	￥29.50
医门微言：凤翅堂中医稿（第二辑）	樊正阳	￥29.50
医门凿眼：心法真传与治验录	樊正阳	￥29.50
医门锁钥：《伤寒论》方证探要	樊正阳	￥29.50
中医传薪录：华夏中医拾珍（第一辑）	王家祥	￥29.50
中医传薪录：华夏中医拾珍（第二辑）	樊正阳	￥29.50
中医传薪录：华夏中医拾珍（第三辑）	孙洪彪	￥29.50
中医传薪录：华夏中医拾珍（第四辑）	孙洪彪	￥29.50
医道求真・壹：临床医案笔记	吴南京	￥29.50
医道求真・贰：临床心得笔记	吴南京	￥29.50
医道求真・叁：用药心得笔记	吴南京	￥29.50
医道求真・肆：中医学习笔记	吴南京	￥29.50
医道存真・壹：抗癌心得笔记	吴南京	￥29.50
医道存真・贰：孕产育儿笔记	吴南京	￥29.50
医道存真・叁：中医传承笔记	吴南京	￥29.50
医道存真・肆：理法方药笔记	吴南京	￥29.50
中医秘传疼痛灵验妙方大全	王惟恒	￥49.50
疑难病秘验精方大全	王惟恒	￥49.50
古本易筋经十二势导引法	严蔚冰等	￥36.00
治癌实录	吴　锦	￥28.00
治癌实录 2	吴　锦	￥28.00
《病因赋》白话讲记	曾培杰等	￥18.00
岭南药王	曾培杰等	￥18.00

书　名	作　者	定　价
伤精病象因	曾培杰等	￥22.00
四君子	曾培杰等	￥22.00
杏林访师记	曾培杰等	￥22.00
针客	曾培杰等	￥22.00
醉花窗	曾培杰等	￥22.00
中医擂台	曾培杰等	￥28.00
芍药先生	曾培杰等	￥28.00
拍案叫绝	曾培杰等	￥25.00
悬壶杂记	唐伟华	￥29.50
振腹推拿	付国兵等	￥65.00
肿瘤中医临证精析	赵献龙等	￥29.50
吴中朝师承随诊记	王　兵等	￥29.50
皮肤病中药临床药理手册	陈明岭等	￥128.00
腧穴定位速查	吴中朝等	￥29.80
常见病特效穴位速查	郭长青等	￥19.80
针灸组合穴速查	郭长青等	￥19.80
人体反射区速查	郭长青等	￥19.80
800 种中药速查	谢　宇	￥29.80
《黄帝内经》自学百日通	张湖德等	￥48.50
中医自学百日通	张湖德	￥99.00
杨甲三针灸取穴速查	郭长青等	￥29.80
百治百验效方集	卢祥之	￥29.50
陈国权八法验案：经方临证要旨	陈国权	￥35.00
中医点穴按摩九大绝技	杨树文	￥88.00
老中医教你卵巢保养	杨树文	￥25.00